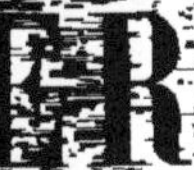

DES

CHEMINS DE FER

ET DE LEUR INFLUENCE SUR

LA SANTÉ

DES

MÉCANICIENS ET DES CHAUFFEURS.

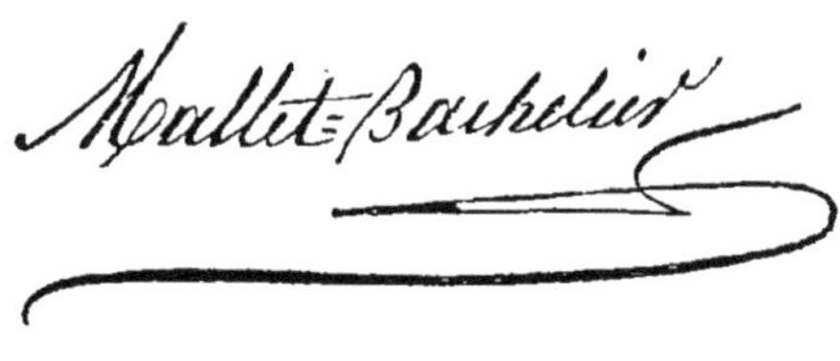

OUVRAGES DU MÊME AUTEUR :

Traité du maïs ou blé de Turquie, ouvrage couronné par l'Académie de Médecine. Paris, 1830, 1 vol. in-8°, avec planches........ 5 fr.

Répertoire des plantes utiles et des plantes vénéneuses du globe. Paris, 1836, 1 fort vol. in-8°, imprimé à deux colonnes, avec planches........ 12 fr.

Atlas du répertoire........ 3 fr.

Observations médico-légales sur la strangulation par suspension incomplète. Paris, in-8°, 1845.

Histoire statistique du choléra-morbus dans le XIe arrondissement de Paris, pendant l'épidémie de 1849. Paris, in-8°, 1851.

De la prostitution à Alger depuis la conquête. Paris, 1 vol. in-8°, 1853........ 3 fr.

AVEC M. CHEVALLIER :

Mémoire sur les empoisonnements par les huîtres, les moules, les crabes et par certains poissons de mer et de rivière. Paris, in-8°, 1851.

Des dangers que présente l'emploi des papiers colorés avec des substances toxiques. Paris, in-8°, 1854.

AVEC MM. CHEVALLIER ET REYNAL :

Mémoire sur l'if et sur ses propriétés toxiques. Paris, in-8°, 1855.

Paris. — Imprimerie de MALLET-BACHELIER, rue du Jardinet, 12.

DES

CHEMINS DE FER

ET DE LEUR INFLUENCE SUR

LA SANTÉ

DES

MÉCANICIENS ET DES CHAUFFEURS,

PAR E.-A. DUCHESNE,

Chevalier de la Légion d'honneur; docteur en médecine; lauréat de l'Académie de Médecine; membre du Conseil d'Hygiène publique et de Salubrité; membre correspondant des Sociétés impériales de Médecine de Bordeaux, de Poitiers; des Académies des Sciences, Belles-Lettres et Arts de Dijon, de Rouen et de Saint-Quentin; de la Société impériale des Sciences, Belles-Lettres et Arts d'Orléans; de la Société libraire d'études diverses; de la Société d'Agriculture de la Haute-Garonne et de celle de Turin.

Le médecin philosophe voit une foule de maux bien réels prendre naissance à la source de tant d'utiles et ingénieuses inventions.

CORVISART, trad. d'AVENBRUGGER.

PARIS,

MALLET-BACHELIER, GENDRE ET SUCCESSEUR DE BACHELIER,

Imprimeur-Libraire du Bureau des Longitudes, de l'École impériale Polytechnique,

QUAI DES AUGUSTINS, 55.

1857.

PRÉFACE.

L'étude des professions est sans contredit une des plus intéressantes que puisse nous fournir l'hygiène : mise à la hauteur des perfectionnements industriels, des procédés nouveaux de fabrication, des matériaux récemment découverts, des agents de locomotion si neufs encore et cependant employés déjà dans tous les pays et chez tous les peuples, cette étude approfondie doit donner d'utiles renseignements pour la pathologie, et des indications précieuses pour la thérapeutique.

Presque toutes les professions sur lesquelles ont écrit déjà Ramazzini, Patissier et beaucoup d'autres auteurs, demanderaient à être étudiées de nouveau et d'une manière toute spéciale, pour rechercher les changements que les perfectionnements industriels de ce siècle ont pu apporter dans la santé des ouvriers ; mais il existe en outre des professions nouvelles sur lesquelles on ne possède aucuns renseignements, et qui méritent cependant de fixer l'attention des médecins.

Parmi ces dernières, il en est dont l'origine remonte à peine à trente ans et qui cependant, par leur extension immense, permettent déjà d'être étudiées avec fruit ; je veux parler des professions diverses des employés des chemins de fer.

Il est bien entendu ici que je ne veux pas m'occuper des employés des bureaux, qui ne peuvent avoir que les maladies des employés des autres administrations, car ils ont comme eux des occupations sédentaires, mais bien des employés du service actif, comme les mécaniciens, chauffeurs, conducteurs, gardes-freins, aiguilleurs, cantonniers, hommes d'équipe, etc. Ce sont, je puis le dire, des professions nouvelles qui exposent ceux qui les prennent à des maladies spéciales dont quelques-unes sont terribles par leurs effets médiats ou immédiats, et qui méritent certainement une attention particulière.

Au milieu de sujets si nombreux de travail, j'ai dû faire d'abord un premier choix, et je me suis proposé de rechercher *l'influence des chemins de fer sur la santé des mécaniciens et des chauffeurs.*

Placés en tête d'un train et dans des conditions tout à fait exceptionnelles, exposés à des vicissitudes atmosphériques très-variées, à des dangers toujours nouveaux, ces hommes si utiles doivent éprouver certaines influences bonnes ou mauvaises de leurs occupations si actives.

J'ai pensé que je pouvais déjà éclairer la science sur les maladies particulières de ces pionniers de la locomotion.

Je n'aurais peut-être pas pu obtenir seul, des grandes administrations spéciales des chemins de fer et des médecins qui y sont attachés, les renseignements dont j'avais besoin : je n'aurais pu me procurer ainsi que des documents très-erronés ; je me suis donc adressé à M. le Préfet de Police et à M. le Ministre des Travaux publics, qui, comprenant de suite la haute portée des études que j'entreprenais, ont bien voulu me recommander à toutes les compagnies placées sous leur surveillance. Celles-ci ont mis avec empressement à ma disposition les documents qu'elles possédaient ; elles m'ont donné l'entrée de leurs gares et de leurs ateliers, afin que je pusse interroger moi-même les mécaniciens et les chauffeurs. Quelques-unes d'entre elles m'ont même autorisé à circuler sur toute l'étendue de leurs lignes, et à visiter ainsi les principaux dépôts de leurs machines. Tous les médecins des grandes compagnies, au nombre desquels je citerai M. le docteur Giboin, médecin en chef de l'Ouest, M. Saint-Macary, de la même ligne (rive gauche), M. le docteur Bisson, médecin en chef de la ligne d'Orléans, M. le docteur Salonne, médecin des ateliers de la même ligne, M. le docteur Oulmont, médecin en chef de la ligne de l'Est, M. le docteur Brun, de la ligne du Nord, M. le docteur Devilliers, de la ligne de Lyon, se sont prêtés avec une grande bienveillance à mes recherches, et m'ont fourni les renseignements qu'ils avaient en leur possession.

C'est avec ces nombreux matériaux, c'est après avoir visité toutes les grandes gares, les principaux dépôts des machines, interrogé un nombre considérable de mécaniciens et de chauffeurs de tous les âges, avoir pris ou fait prendre les mêmes renseignements auprès des ingénieurs en chef, des médecins, des chefs de dépôt, des mécaniciens et chauffeurs de l'Angleterre, de l'Allemagne, de la Belgique et même d'Amérique, que j'entreprends de résumer les observations faites sur cette nouvelle profession.

Paris, 15 janvier 1857.

TABLE DES MATIÈRES.

PRÉFACE V

ORIGINE DES CHEMINS DE FER 15

DES MÉCANICIENS ET DES CHAUFFEURS 22

DES MÉCANICIENS 22

Sont-ils des ouvriers ? 22

Leur origine 24

Service des mécaniciens 27

Courage et présence d'esprit des mécaniciens 29

DES CHAUFFEURS 31

TRAVAIL ET DURÉE DE SERVICE DES MÉCANICIENS ET DES CHAUFFEURS 34

Salaire 41

Punitions 46

Habillement 47

Dortoirs 52

MARCHE ET ALLURES DES MÉCANICIENS ET DES CHAUFFEURS 54

HEUREUSE INFLUENCE DES CHEMINS DE FER SUR LA SANTÉ DES MÉCANICIENS ET DES CHAUFFEURS 56

LONGUEUR DES CHEMINS DE FER 60

DE LA VOIE 67

Chemin à une ou deux voies 67

Entretien 69

Direction 70

Situation dans chaque contrée 71

Ouvrages d'art 76

DES COMBUSTIBLES 83

DES LOCOMOTIVES 90

DE LA VITESSE.. 102
DES SAISONS ET DE LA TEMPÉRATURE........................ 114
DU SOLEIL.. 123
DU FROID... 125
DU VENT.. 128
DE LA PLUIE, DE LA NEIGE ET DE LA GRÊLE................ 134
DU BROUILLARD ET DES SIGNAUX.......................... 138
DES TROMBES, DE LA FOUDRE ET DES TREMBLEMENTS DE TERRE. 140
DE LA TRÉPIDATION DES MACHINES........................ 144
DE LA FUMÉE ET DES FLAMMÈCHES......................... 146
DE LA CENDRE DU FOYER ET DE LA CHALEUR DE LA MACHINE... 150
DE LA POUSSIÈRE DES TUBES ET DE LA POUSSIÈRE DE LA VOIE. 152
INFLUENCE DES CHEMINS DE FER SUR LA PEAU, LA BARBE ET LES CHEVEUX DES MÉCANICIENS ET DES CHAUFFEURS...... 155
SUR L'OUÏE.. 157
SUR LA VUE.. 158
SUR L'ODORAT.. 164
SUR LE GOUT... 134
SUR LA FAIM, LA SOIF. BOISSONS........................ 165
SUR LE TOUCHER.. 169
SUR L'INNERVATION..................................... 169
SUR LA RESPIRATION.................................... 173
SUR LA CIRCULATION.................................... 174
SUR LA DIGESTION...................................... 175
SUR LA GÉNÉRATION..................................... 176
CLASSIFICATION DES PROFESSIONS DE MÉCANICIEN ET DE CHAUFFEUR.. 177

DES MALADIES DES MÉCANICIENS ET DES CHAUFFEURS.......... 180

DES AFFECTIONS MÉDICALES.............................. 180
Courbature. Lumbago.................................. 180
Rhumatisme. Douleurs................................. 182

Maladie des mécaniciens........................ 183
Névralgie........................ 185
Crampes........................ 185
Fièvres intermittentes........................ 186
Bronchite. Phthisie........................ 187
Pneumonie. Pleurésie........................ 187
Ictère........................ 187
Diarrhée........................ 188
Cystite........................ 189
Fièvre typhoïde........................ 189
Choléra........................ 189

DOCUMENTS STATISTIQUES MÉDICAUX........................ 190

MORTALITÉ........................ 191

DES AFFECTIONS CHIRURGICALES........................ 191
Ophthalmie........................ 192
Varices........................ 192
Varicocèle........................ 192
Hernies........................ 193
Rupture des fibres musculaires........................ 194

ACCIDENTS. — LEURS CAUSES........................ 194

I. — ACCIDENTS CAUSÉS PAR LES LOCOMOTIVES........................ 203
Explosion........................ 203
Rupture des tubes bouilleurs........................ 209
Rupture du niveau d'eau ou du manomètre........................ 212
Fuites de vapeur........................ 213
Rupture d'essieux........................ 215
— des roues ou des bandages........................ 217
— des bielles........................ 217
— de la rampe........................ 218
Usure des roues........................ 218
Rampe trop basse........................ 219
Instabilité de la machine........................ 220
Soulèvement du tablier........................ 219
Rupture d'essieux........................ 221

II. — ACCIDENTS CAUSÉS PAR LE TENDER........................ 221
— des roues........................ 221
— des freins........................ 221

III. — ACCIDENTS QUI DÉPENDENT DES VOITURES............ 223
Rupture des essieux............................ 223
— des roues des voitures.................... 224
— des barres d'attelage..................... 224
— d'un câble dans les pentes................ 225
Instabilité d'une ou de plusieurs voitures........... 226

IV. — ACCIDENTS QUI DÉPENDENT DE LA VOIE.............. 228
Mauvais établissement de la voie.............. 228
Eboulement de la voie par une source.............. 228
— — par des pluies............... 229
— — par des inondations.......... 230
— — par le froid................. 231
— — par un tremblement de terre.. 232
Voie posée sur un sol argileux.................... 233
— sur un sol tourbeux................... 234
Éboulement des talus.......................... 234
— des viaducs.......................... 235
— des ponts............................ 235
Défaut de largeur des remblais.................... 239
Mauvais ballast ou ballast argileux............... 239
Mauvaise qualité des rails........................ 240
— — des coussinets.................. 241
Pose défectueuse des rails........................ 241
— des supports...................... 241
Déplacement des rails par dilatation.............. 242
— des coins.......................... 242
Pourriture des traverses et des longuerines......... 243
Ecartement des dés en pierre...................... 243
Corps étrangers sur la voie....................... 243
1°. Corps mobiles.............................. 244
2°. Corps immobiles............................ 245

V. — ACCIDENTS QUI DÉPENDENT DE L'INOBSERVATION DES RÈGLEMENTS... 247
Aiguilles mal dirigées ou mal faites.............. 247
Inobservation des signaux......................... 249
Signaux mal faits ou oubliés...................... 250
Non-fermeture de la vapeur........................ 252
Serrement tardif des freins en arrivant aux stations.. 252

Serrement trop rapide des freins ou arrêt brusque... 252
Inobservation des heures de départ ou d'arrivée et des règlements........ 253
Irrégularité dans la marche des trains........ 256
1°. Par impuissance de la locomotive........ 256
2°. Par encombrement de la voie........ 256
3°. Par le brouillard........ 258
4°. Par accidents........ 259
Ouverture des passages à niveau........ 260
— des ponts tournants........ 261
Croisement des lignes........ 262
VI. — ACCIDENTS QUI SONT DUS A L'IMPRUDENCE........ 263
1°. Inattention........ 263
2°. Imprudence........ 264
Machine pilote mal dirigée........ 266
Machine mal arrêtée et marchant seule........ 266
Wagons poussés par le vent sur une voie en pente. 267
Saut en dehors de la machine........ 267
Chutes sur la machine ou le tender........ 268
VII. — ACCIDENTS QUI SONT DUS A LA MALVEILLANCE........ 270
VIII. — ACCIDENTS QUI SONT DUS A LA MALADIE DES MÉCANICIENS OU DES CHAUFFEURS........ 271
IX. — ACCIDENTS QUI SONT DUS A DES CAUSES NON INDIQUÉES. 272
STATISTIQUE DES ACCIDENTS........ 275
ASSURANCES........ 277
CAISSE DE PRÉVOYANCE........ 278
RETRAITE........ 278
CONCLUSIONS........ 281
HYGIÈNE DES MÉCANICIENS ET DES CHAUFFEURS... 283
VÊTEMENTS........ 283
ALIMENTS........ 287
BOISSONS........ 289
HABITATIONS........ 290
SOINS GÉNÉRAUX........ 291

DES

CHEMINS DE FER

ET DE LEUR INFLUENCE SUR

LA SANTÉ

DES

MÉCANICIENS ET DES CHAUFFEURS.

ORIGINE DES CHEMINS DE FER.

Les chemins de fer sont de création encore bien récente, et que nous jugeons utile d'établir pour l'exactitude de nos recherches, mais ils possèdent déjà tous des mécaniciens et des chauffeurs ayant exercé depuis un temps assez long pour que l'on puisse connaître et apprécier les influences bonnes ou mauvaises que l'exercice de ces professions a pu avoir sur leur santé.

L'invention des routes à ornières en fer est moins récente qu'on ne le pense généralement (1), et quoi-

(1) *Description de Newcastle-sur-Tyne*, publiée en 1649, par Gray. — *Dictionnaire du Commerce et des Marchandises*, t. II, p. 1898.

qu'on n'en parle, en France surtout, que depuis quelques années, il paraît aujourd'hui certain qu'on s'en servait il y a plus de deux siècles en Angleterre pour les grands établissements industriels.

On les affectait d'abord à l'usage des houillères, et c'est en les appliquant à une de ces mines que, vers 1650, à Newcastle, un M. Beaumont, que l'on s'accorde à considérer comme l'auteur des *rails-ways*, fit les premières expériences dont on ait mémoire.

C'étaient d'abord des madriers en bois, posés parallèlement de la mine ou de la forge au point de débarquement ou d'embarquement, sur lesquels on faisait passer des chariots, d'une forme particulière, supportés par des rouleaux ; mais le tirage en devenait si facile qu'un cheval pouvait traîner un wagon chargé de 12,000 à 13,000 livres de charbon ; plus tard on garnit ces madriers de deux bandes de fer plat ; plus tard encore on les remplaça totalement par des barres en fonte ; enfin, en 1805, on substitua aux rails en fonte les rails en fer forgé qu'on emploie aujourd'hui.

« En 1759 (1), le docteur Robison, alors simple étudiant, émit l'idée que l'on pourrait employer la machine à vapeur pour mettre en mouvement les roues des véhicules.

---

(1) *Guide du Mécanicien et du Chauffeur*, par Lechatellier, Flachat, Petiet et Polonceau ; in-8°, 1851.

» Le premier Ingénieur qui ait cherché à réaliser cette idée est un Français, nommé Cugnot (Nicolas-Joseph), qui construisit à Paris, en 1769, un chariot mis en mouvement par une machine à vapeur composée de deux cylindres à simple effet; sur une route ordinaire, ce chariot ne put parcourir que 1 kilomètre à l'heure.

» Il faut arriver jusqu'en 1804 pour voir Trévithick et Vivian, en Angleterre, appliquer la vapeur à une machine qu'ils firent circuler sur le chemin de fer de Merthyr-Tydwil, rebutés qu'ils furent par les difficultés de toute nature que présentait son emploi sur les routes ordinaires. » Ils purent ainsi remorquer un train de 10 tonnes de houille sur une longueur de 14 kilomètres et demi et à la vitesse de 8 kilomètres à l'heure.

C'est seulement en 1811 que l'on commença à faire usage de la vapeur sur le chemin de fer de Midleton à Leeds.

Les chemins de fer furent d'abord très-courts et ne servirent qu'au transport des marchandises; ils ne marchaient d'ailleurs qu'à des vitesses très-petites. Ainsi le premier chemin de fer américain, ouvert en 1820, fut un petit chemin de 5,000 mètres, de Boston à Quincy, employé à transporter des blocs de granit pour la construction d'un obélisque. En 1826 MM. Seguin obtenaient l'autorisation de poser un chemin de fer pour le transport des charbons de terre des mines de Saint-Etienne.

Si les chemins de fer fussent restés dans ces conditions de très-petite vitesse et de longueur de trajet, nul doute qu'ils n'eussent eu que peu d'influence sur la santé des mécaniciens et des chauffeurs, mais bientôt on appliqua les locomotives à des trains de voyageurs et on les fit marcher à des vitesses de plus en plus grandes. Le premier chemin de fer français fut concédé en 1823, et, en 1832, 54 kilomètres seulement étaient construits et livrés à la circulation ; ce ne fut qu'au mois de juillet de cette année qu'eurent lieu, en France, sur le chemin de Saint-Etienne à Lyon, les premiers transports de voyageurs et les premiers essais de traction au moyen des locomotives. Jusqu'à cette époque, il n'y eut que trois concessions.

Saint-Etienne à Andrezieux...........	18 kilom.
Saint-Etienne à Lyon................	57
Andrezieux à Roanne.................	67
Ensemble.......	142 kilom.

La loi qui autorise l'établissement des chemins de fer, en Belgique, est du 1er mai 1834, et on inaugura le chemin de Malines à Bruxelles le 5 mai 1835; le 7 mai 1836, la section de Malines à Anvers; le 1er janvier 1837, Malines à Termonde; le 11 septembre 1837, Malines à Louvain, et dans le même mois, Louvain à Tirlemont et Termonde à Gand. Ces chemins sont régis par l'Etat.

En Angleterre, l'industrie des chemins de fer fit un grand pas de 1820 à 1830. On concéda en 1821 le chemin de Stockton à Darlington, qui avait 71 kilomètres. Le chemin de Liverpool à Manchester fut ouvert en 1829, et, moins d'une année après, des milliers de voyageurs y circulaient déjà. On ouvrit ensuite en 1835 le chemin de Londres à Birmingham et de Londres à Bristol.

En Allemagne, on ouvrit, en 1830, la ligne de Prague à Lahna; en 1832, celle de Budweis à Lintz et à Gmünden; le 7 décembre 1836, le petit chemin de Nuremberg à Furth; mais d'autres étaient déjà en construction, et l'année 1838 vit mettre en exploitation le chemin de Cologne à la frontière belge, celui de Dusseldorf à Venloo, de Brunswich à Hartzbourg, d'Augsbourg à Munich, de Leipsick à Dresde, de Berlin à la frontière de Saxe, etc.

En Russie même on a ouvert, le 4 avril 1838, le chemin de Saint-Pétersbourg à Paulowsk.

En négligeant les premiers essais qui ont précédé l'usage des locomotives pour les transports sur chemins de fer, et en ne s'arrêtant qu'à des vues d'ensemble, on peut dire que les chemins de fer prennent naissance en Angleterre; que, de là, ils se propagent en Belgique, en Allemagne et en France, et qu'ils continuent leur marche vers les extrémités nord, est et sud de l'Europe, mais dans un rayonnement de plus en plus affaibli.

En Amérique, on a jugé que, dans l'intérêt du chemin, des marchandises et de la sécurité des voyageurs, il était préférable de mettre en adjudication l'exploitation des chemins de fer de l'Etat. Il y a un *comité de commerce* nommé par la législation de l'Etat et chargé de l'administration des chemins de fer. Ce comité prescrit de temps à autre les différents règlements jugés nécessaires au service de ces routes.

C'est en 1826 que l'Amérique du Nord a commencé à se couvrir littéralement d'un réseau de chemins de fer qui ont créé des rapports entre les points les plus extrêmes de la république, ce qui a permis à tous les produits de l'industrie de trouver des débouchés avantageux et de se répandre sur tous les points qu'ils parcourent.

La législation de Pensylvanie décréta le chemin de fer de Columbia en décembre 1827, et on ouvrit, le 4 juillet 1838, le chemin de Baltimore à l'Ohio ; mais les premières lignes un peu importantes, pour les voyageurs et les marchandises, datent surtout de 1835. Les Américains mirent une telle activité dans la construction de ces chemins qu'en 1854 ils en avaient déjà en exploitation 31,842 kilomètres, tandis qu'à la même époque la longueur des chemins exploités en Angleterre n'était que de 12,362 kilomètres.

Dans ces dernières années tous les pays ont construit et exploité de nouvelles lignes de chemins de fer : ainsi la Suède a ouvert, le 1er janvier 1854, le chemin de Christiania au lac Mjosen ; le Danemark, celui de Copenhague à Rœdskilde; la Suisse a mis en communication Morges et Iverdun, Zurich et Bade, en avril 1855.

La Hollande ouvrait, en 1853, le chemin d'Amsterdam à Rotterdam et d'Amsterdam à Arnheim.

La Sardaigne et le Piémont exploitent depuis le 13 mars 1853 le chemin de Turin à Savigliano, et depuis le 6 décembre 1853 celui de Turin à Gênes.

L'Espagne a déjà quelques petits chemins, de Madrid à Aranjuez, de Barcelone à Mataro ; l'île de Cuba est sillonnée par 604 kilomètres de voies de fer.

Le Portugal construit un chemin de Lisbonne à Oporto ; l'Egypte a son chemin d'Alexandrie au Caire.

Dans l'Inde même il y a un chemin de 195 kilomètres, ouvert le 3 février 1855, qui va de Calcutta aux mines de Raneegunge ; on en construit un autre de Calcutta à Bombay.

Si j'ai tenu à donner quelques indications sommaires sur l'état des voies ferrées dans les différents pays, c'est afin de démontrer plus clairement combien doit se multiplier le nombre des mécaniciens et des chauffeurs qui conduisent les locomotives sur ces lignes immenses qui s'étendent de jour en jour, et combien il sera utile d'étudier ces professions dans les différents pays, afin d'apprécier plus sainement les influences diverses qu'ils subiront.

DES MÉCANICIENS ET DES CHAUFFEURS

DES MÉCANICIENS

« Si l'on considère, dit Lobet (1), que la vie des voyageurs est toujours entre les mains du mécanicien dirigeant le convoi, on ne peut mettre en doute que le meilleur moyen d'éviter les accidents serait d'accroître moralement la valeur de ces hommes, et de les relever de la condition subalterne qu'ils occupent. »

Pour répondre à cette proposition, il faut chercher à savoir quelle est actuellement la position qui leur est faite.

Sont-ils des ouvriers? — Quoique ces hommes dominent de beaucoup les autres ouvriers des chemins de fer par leur intelligence et les connaissances pratiques que l'on exige d'eux, il faut cependant, dans l'état actuel des choses, les laisser dans cette classe et ne pas chercher, comme on l'a demandé, à leur donner un titre honorifique particulier. Ils doivent être rangés dans la classe des ouvriers dont parle l'art. 5 de la loi du 25 mai 1838, quelle que soit d'ailleurs la quotité de leurs gages.

Parmi les mécaniciens actuels il y en a encore beaucoup qui sortent de la classe ouvrière; mais aujourd'hui ils se recrutent, en grande partie, parmi les élèves des

(1) *Des Chemins de fer en France*, in-12, 1845.

écoles de Châlons et d'Angers, qui prennent en sortant le titre d'ingénieur civil.

Il arrivera certainement un temps où les mécaniciens seront presque tous élèves de ces écoles; il y aura lieu alors de voir si on ne doit pas relever leur position.

Ce qui leur vaut mieux dans l'état actuel des choses, et ce qui est bien plus profitable à leur famille, c'est l'amélioration de leur position en raison de la capacité qu'on leur reconnaît et des services qu'ils rendent aux compagnies.

Ceci bien entendu, j'ai commencé mon travail par les mécaniciens, parce que je les considère comme les premiers ouvriers d'un chemin de fer et parce qu'ils occupent sur les trains une place exceptionnelle. Si j'y ai joint les chauffeurs, dont nous parlerons dans un autre chapitre, c'est parce qu'ils sont les aides obligés du mécanicien, les servants nécessaires de la locomotive.

M. With (1) donne indistinctement aux premiers le nom de *mécaniciens* ou de *machinistes*.

Sur les chemins d'Orléans et de Lyon on les nomme *machinistes*, sur d'autres chemins, *mécaniciens conducteurs de locomotives*, et sur presque toutes les lignes, *mécaniciens*. Cette dénomination étant la plus générale, je l'ai adoptée.

En Belgique on les nomme *machinistes*.

---

(1) *Les Accidents sur les Chemins de fer*, in-12, 1854.

Leur origine. — Les mécaniciens sont choisis généralement parmi les ajusteurs et les monteurs travaillant depuis six mois dans des ateliers de réparation ou des fabriques de machines. Beaucoup d'entre eux ont commencé par être chauffeurs ; mais il y en a d'autres qui, sortis des écoles de Châlons et d'Angers, deviennent immédiatement élèves mécaniciens. Ils se recrutent encore parmi toute classe d'ouvriers vigoureux, assidus et sobres. Il faut qu'ils aient de l'attention, de l'exactitude, de la prudence, de la présence d'esprit, même du dévouement. Ils doivent avoir une conduite uniforme et régulière.

Quoi qu'il en soit, ce n'est guère avant six mois que les chauffeurs peuvent espérer devenir mécaniciens, et quelques-uns restent une ou deux années avant d'obtenir qu'on leur confie la conduite d'une locomotive. Ce temps d'apprentissage dépend beaucoup de leur aptitude, de leur âge et de leur intelligence. Toutes les fois qu'un mécanicien a sous ses ordres un élève, il doit le mettre, de la manière la plus complète, au courant du service, notamment pour ce qui concerne l'alimentation et la conduite du feu, lui faire voir leur rapport avec la marche de la machine sur les rampes et sur les pentes. Il doit lui expliquer clairement les règles à observer pour nettoyer la chaudière, visiter la machine, et faire tout ce qui est nécessaire pour le rendre un habile conducteur de locomotives.

En Belgique, les Ingénieurs-Mécaniciens choisissent avec soin, parmi les ouvriers mécaniciens les plus intelligents et les plus probes des ateliers, les hommes qu'ils proposent au Directeur pour être nommés machinistes. A cet effet ils leur font manœuvrer les machines à plusieurs reprises en leur présence : ils s'assurent ainsi qu'ils sont entièrement capables et propres à cet important service.

Les machinistes sont ensuite nommés par le Ministre, sur la présentation faite par le Directeur, d'après les propositions des Ingénieurs-Mécaniciens.

Aux précautions prises par nos voisins et aux formalités exigées pour la nomination des machinistes, il est facile de voir toute l'importance qu'ils mettent à faire d'excellents choix.

En Allemagne, chaque élève doit faire un apprentissage d'au moins douze mois avant d'être admis aux épreuves nécessaires pour obtenir le grade de mécanicien. Il est interrogé en présence d'une locomotive sur la conduite des machines en général, les dangers à courir, les précautions à prendre, les réparations à faire, etc.

Cet examen est essentiellement pratique, on n'exige ni mathématiques ni dessin. Les Commissaires chargés de l'examen sont nommés par la Direction royale des chemins de fer et donnent à l'élève un certificat.

Tant qu'un élève n'a pas obtenu ce certificat, le mécanicien ne doit pas lui confier sa machine, soit pour la garder, soit pour la conduire, et toutes les fois que l'élève est occupé autour de la machine, il doit être présent. C'est lui, du reste, qui répond de toutes les fautes que peut faire l'élève pendant son service.

En France, les premières fonctions confiées aux mécaniciens consistent à diriger les machines qui conduisent les trains de sable ou de ballast destiné à être répandu sur la voie ; plus tard on les charge de conduire en second les trains de marchandises, c'est-à-dire de conduire la deuxième locomotive, lorsqu'il y en a deux ; puis de conduire seuls les trains de marchandises ; enfin de diriger les trains de voyageurs après un apprentissage d'environ deux ans.

Les mécaniciens sont choisis parmi les hommes faits d'une race assez forte, ils ont généralement de trente à quarante-neuf ans ; j'en ai interrogé beaucoup et je n'en ai pas trouvé qui eussent moins de vingt-cinq ans. Beaucoup d'entre eux sont mariés et pères de famille.

Les chauffeurs sont généralement un peu plus jeunes, surtout ceux qui veulent devenir mécaniciens. Il y a ici plus de célibataires.

Sous le rapport de la santé, les mécaniciens et chauffeurs qui se destinent au service des machines peuvent se diviser en deux catégories.

La première est celle d'ouvriers incommodés promptement par la pluie, le vent, le froid, la trépidation des machines, la fatigue, et gagnant sur les machines des affections des voies respiratoires ou des voies digestives.

Quelques-uns, soutenus par l'amour-propre et ne voulant pas paraître plus faibles que les autres, continuent leur service ; mais on se trouve bientôt obligé de les faire cesser et de leur faire reprendre le service sédentaire de l'atelier, où leur santé se rétablit promptement.

La deuxième catégorie est celle des ouvriers plus fortement trempés, qui résistent bien à la fatigue et aux injures du temps ; lorsque je parlerai de l'heureuse influence des chemins de fer sur la santé des mécaniciens et des chauffeurs, je dirai les nouveaux phénomènes qui se produisent chez eux.

Service des mécaniciens. — Pour bien apprécier le travail des mécaniciens et des chauffeurs, il est indispensable de donner, d'une manière générale, une idée de leurs fonctions.

Les détails du service journalier sont nombreux ; depuis le moment où une machine est allumée jusqu'au moment où elle rentre à son dépôt, elle exige une attention toute spéciale de la part des mécaniciens.

Ils doivent d'abord surveiller l'allumage de leur machine, qui se fait dans les gares longtemps avant l'heure du départ, voir si elle est suffisamment alimentée en eau et en combustible, et, lorsque l'heure est arrivée, se mettre en tête du train.

En route ils doivent à chaque instant s'assurer de la pression de la vapeur, surveiller le niveau d'eau dans la chaudière, l'alimentation du foyer, examiner les principales pièces de la machine et leur fonctionnement, faire attention aux signaux, à l'état de la voie, aux stations, etc.

A l'arrivée ils doivent faire procéder à l'extinction du feu, au lavage et au nettoyage de la machine.

Si la machine, à son arrivée au dépôt, doit repartir promptement et qu'on ne pense pas devoir éteindre le feu, les mécaniciens doivent veiller eux-mêmes à la tenue de la machine.

En effet, la cessation du service n'est pas toujours définitive et l'arrêt peut être simplement prolongé, pour trois ou quatre heures par exemple; au lieu de jeter le feu, on le fait simplement *dormir*, c'est-à-dire qu'on ferme les registres de la cheminée, la porte du cendrier et l'ouverture du foyer, mais non pas hermétiquement, afin de laisser un très-faible courant d'air suffisant pour entretenir la combustion.

S'il y a deux machines à un train, le mécanicien de devant dirige la marche et donne ses ordres au mécanicien de la deuxième machine. Les mécaniciens sont maîtres sur leurs machines et n'ont d'observations et d'ordres à recevoir que des Chefs de dépôt et des Ingénieurs chargés de la traction pour ce qui concerne la conduite proprement dite, c'est-à-dire la conduite du feu, l'alimentation, le graissage; mais ils sont sous les ordres des Agents chargés du mouvement pour les heures de départ, la vitesse des trains, la durée des stationnements.

Dans le parcours, ils sont sous les ordres du chef de train, qui est responsable des mesures exeeptionnelles qui peuvent devenir nécessaires en cas d'accidents.

Les mécaniciens se tiennent debout sur la plateforme de la locomotive, et les chauffeurs sur le tender à portée de la manivelle du frein; ils doivent veiller attentivement de l'œil le long de la route, et prêter l'oreille au signal éventuel de la trompette du garde-convoi ou des cantonniers.

Aux abords des ponts mobiles, des galeries souterraines, des passages à niveau des grandes routes et grands chemins, dans les courbes et surtout en descente, les mécaniciens veilleront à ce que les chauffeurs se tiennent prêts à serrer le frein.

Courage et présence d'esprit des mécaniciens. — J'ai parlé, en commençant ce chapitre, du dévouement que devaient avoir les mécaniciens, je ne veux pas terminer sans en citer quelques exemples au milieu de beaucoup d'autres.

Dans ces dernières années, sur le chemin de Paris à Strasbourg, et par un froid excessif, un mécanicien tint dans ses mains une pièce détachée de la locomotive pendant tout le trajet. Il eut les mains gelées, mais il arriva sans accident à la station au moment donné.

Dans l'origine des chemins de fer et un jour de grandes eaux à Versailles, le mécanicien X***, arrivé à Versailles en conduisant un long convoi, manœuvrait dans la gare de la rive gauche afin d'aller mettre son train sur la voie du départ pour le service du convoi qui allait revenir à Paris; mais, sans doute par l'effet du recul, quelques chaînes d'attelage s'étaient détachées et il s'aperçoit bientôt qu'il ne conduit plus que la moitié de ses wagons.

Les autres, entraînés sur la pente inclinée qui du plateau de Versailles se prolonge presque jusqu'à Paris, partaient seuls vers la capitale en prenant une allure de plus en plus vive.

Le mécanicien X*** met ses wagons au repos, puis il détache sa machine, et craignant une rencontre avec le train qui allait bientôt arriver de Paris, il se lance à toute vapeur à la poursuite de ses wagons perdus; il les aperçoit bientôt sous Fleury, les presse vivement afin de dominer leur vitesse, et envoie son chauffeur sur le coffre du tender pour raccrocher les chaînes; lorsque cette opération est faite, il renverse sa vapeur et fuit au plus vite vers Versailles, où il arrive sans accident, en recevant les félicitations de ses chefs sur sa courageuse conduite.

DES CHAUFFEURS.

Les chauffeurs sont les aides absolument nécessaires des mécaniciens, et un convoi ne peut pas plus se passer d'un chauffeur quelconque que d'un mécanicien.

Quoiqu'il n'y ait réellement qu'une seule classe de chauffeurs, il en existe deux, selon moi, sous le rapport du but et de l'origine.

1° Les ouvriers qui ne considèrent l'état de chauffeur que comme position transitoire et forcée avant d'arriver au poste de mécanicien ; 2° ceux qui doivent rester et resteront toujours chauffeurs.

Les premiers sont pris, comme nous l'avons dit plus haut, parmi les ajusteurs et les monteurs des ateliers ; les seconds parmi des ouvriers de toutes sortes : des chauffeurs de machines fixes ou de bateaux à vapeur, hommes de peine, journaliers, laveurs, nettoyeurs, soldats, etc.

Plus jeunes que les mécaniciens, ils ont ordinairement de vingt-cinq à quarante ans ; cependant j'en ai vu deux de vingt-trois ans et un de quarante-huit ans.

Il faut nécessairement que ces hommes soient robustes, jouissantd'une santé d'autant meilleure, qu'exposés comme les mécaniciens à toutes les fatigues d'un long trajet, à toutes les intempéries, ils n'ont pas nécessairement, comme les premiers, un salaire assez élevé pour se procurer une alimentation aussi abondante, aussi réparatrice, ni des vêtements aussi chauds.

Le chauffeur se tient ordinairement derrière le mécanicien et sur le tender.

Les fonctions des chauffeurs consistent à alimenter le foyer de combustible, c'est-à-dire à prendre le coke ou la houille placés sur le tender et à les jeter par la porte du foyer que leur ouvrent les mécaniciens ; ils doivent remuer le feu avec la lance pour faire tomber les cendres sur la voie.

Pendant la marche du train, ils doivent de temps à à autre enlever les cendres des tubes par la porte du foyer, de manière à conserver toujours un bon tirage.

Aux stations ils descendent sous la machine pour piquer le feu, c'est-à-dire l'animer en débarrassant la grille des cendres qui peuvent l'engorger et empêcher le passage de l'air.

Ils doivent encore, pendant les temps d'arrêt, mettre de l'huile sur les divers tourillons et coussinets non alimentés par des siphons, remplir les réservoirs qui sont adaptés aux bielles, glissières, etc., et si quelques-uns des tourillons et coussinets sont chauds, ils doivent les arroser d'huile plus copieusement, et desserrer même les coussinets, si cela est nécessaire.

Ils doivent aussi examiner rapidement les pièces du mouvement de distribution, les fusées d'essieux et en particulier celles de l'essieu moteur.

Les mécaniciens, étant toujours placés à droite de la

machine, surveillent plus particulièrement le côté droit de la voie et du convoi; les chauffeurs, lorsqu'ils ne sont pas occupés à charger le feu, surveillent le côté gauche de la voie et du convoi.

Une des fonctions les plus importantes et des plus pénibles des chauffeurs est celle qui consiste à serrer le frein placé sur le tender lorsqu'il est besoin d'arrêter le convoi, soit pour l'arrivée à une station, soit pour cause d'accident.

En effet, il est prescrit aux chauffeurs, en cas d'accident imprévu arrivé au mécanicien, au convoi, ou en cas de signal d'obstacle, de serrer immédiatement le frein, et même d'arrêter la machine si le mécanicien en est empêché.

Les mécaniciens ont dû leur enseigner cette manœuvre, afin qu'ils puissent la faire au besoin.

Dans les convois express les chauffeurs sont plus fatigués par le chargement fréquent du charbon ; dans les trains omnibus, au contraire, ils sont plus fatigués par le serrement des freins.

Lorsque la machine a fini son service, elle revient au dépôt, se place sur la fosse, les mécaniciens lâchent leur vapeur et restent sur la machine dont le frein a été serré. Les chauffeurs descendent alors sous la machine, font tomber le feu avec un ringard et même les barres de fer rouges du cendrier, quelquefois avec des morceaux de coke en pleine combustion. Les chauffeurs éprouvent alors une très-forte chaleur, et lorsqu'ils ont terminé ce travail, qui ne dure que quelques minutes, ils sortent de la fosse tout ruisselants de sueur.

C'est alors que les mécaniciens emploient le peu de vapeur qui s'est reformée pour faire faire quelques tours de roue à leur machine, et la conduire sur la plaque tournante de la rotonde. Lorsqu'elle y est arrivée, ils lâchent une dernière fois la vapeur et abandonnent la machine à des ouvriers spéciaux qui font les manœuvres nécessaires pour la rentrer sous la remise.

Plus tard les chauffeurs doivent s'occuper du nettoyage des tubes, de la boite à fumée, de la cheminée et du mécanisme.

TRAVAIL ET DURÉE DE SERVICE DES MÉCANICIENS ET DES CHAUFFEURS.

Je viens d'énoncer les différentes fonctions des mécaniciens et des chauffeurs.

Je viens de faire voir l'attention extrême qu'ils doivent apporter pour éviter les accidents dont ils sont souvent les premières victimes : c'est ce que j'appellerai leur service actif, parce qu'il doit être fait debout, quelle qu'en soit la durée et quelles que soient d'ailleurs les difficultés de marche qu'ils peuvent éprouver, soit de la locomotive qu'ils conduisent, soit du train lui-même, soit de l'état de la voie, soit même des vicissitudes atmosphériques.

Originairement les lignes étaient courtes, les voies mal assises, les machines faibles, le service n'était pas alors très-pénible et ils pouvaient largement suffire à la tâche qui leur était imposée ; mais aujourd'hui les lignes se sont allongées, tous les jours elles prennent une extension de plus en plus grande ; la voie elle-même, qu'elle soit construite en remblai ou en déblai, est mieux établie ; les ponts, les viaducs, les souterrains eux-mêmes sont construits avec une grande solidité, les machines ont certainement plus de puissance.

Ces excellentes conditions de sécurité pour les voyageurs les ont rendus plus exigeants, les compagnies ont dû alors augmenter la force des machines, le nombre des convois, la vitesse des trains, et, pour arriver surtout à ce dernier résultat, éloigner les dépôts, doubler le service des locomotives en feu, par conséquent augmenter dans la même proportion le travail des mêmes mécaniciens et chauffeurs.

Je pourrais donner beaucoup d'exemples de ces observations recueillies sur les chemins de fer étrangers, mais comme les mêmes faits se reproduisent en France exactement de la même manière, je vais en donner deux seulement applicables à presque toutes les lignes.

Sur un chemin que je m'abstiens de nommer, les mécaniciens et chauffeurs des trains de marchandises, partant à 2 heures du matin, parcourent 114 kilomètres en 6 heures, repartent à 10 heures 10 minutes pour arriver au lieu primitif de départ à 6 heures du soir; mais ils restent 2 heures en stationnement sur un point du trajet, afin de laisser passer les trains de voyageurs; ils sont donc 8 heures au retour. Ils ont alors été près de 15 heures consécutives de service et ont parcouru 228 kilomètres.

D'autres mécaniciens et chauffeurs conduisant des trains de voyageurs font le même trajet, aller et retour, et repartent pour la même ville où déjà ils sont allés le matin, et vont ainsi coucher hors de chez eux; c'est-à-dire qu'ils font 342 kilomètres dans leur journée, pour recommencer le surlendemain.

Sur une autre ligne, des mécaniciens de trains de marchandises mettent 12 heures pour aller à 212 kilomètres: là ils ont réellement 3 heures de repos, mais alors ils sont tellement fatigués qu'ils peuvent à peine manger, leur sommeil est très-agité, et au réveil ils ne sont pas encore délassés qu'il faut revenir et faire de nouveau 212 kilomètres en 12 heures.

Quelques mécaniciens sont de temps à autre malades par suite de ce travail exagéré; mais ce sont surtout les chauffeurs des trains de marchandises qui le deviennent, car leur service est très-pénible, à cause de la quantité énorme de combustible qu'il faut jeter incessamment dans le foyer.

Les mécaniciens font, suivant les chemins, 150 à 400 kilomètres par jour, soit en une, soit en plusieurs fois. Il est difficile de donner une règle fixe à cet égard, chaque compagnie ayant un arrangement particulier pour la distribution du travail.

On règle le service ordinairement pour que les mécaniciens fassent moins de service l'hiver que l'été, car on présume que les froids les fatiguent davantage.

Pour être juste, il faut nécessairement tenir compte des conditions dans lesquelles sera fait ce service. Si deux mécaniciens avaient à parcourir un même trajet, l'un pendant le jour et l'autre pendant la nuit, il est évident que le dernier serait beaucoup plus fatigué que le premier, car il faut redoubler d'attention dans l'obscurité pour voir les signaux et les obstacles, et que d'ailleurs il y a aussi la privation de sommeil.

Les mécaniciens du chemin de fer de l'Est font environ 5,500 à 6,000 kilomètres par mois. En général le parcours moyen d'un mécanicien ou chauffeur est de 28,896 kilomètres par an ; il dépasse 30,000 kilomètres sur les lignes de Strasbourg à Bâle, de Montereau à Troyes, de l'Ouest, d'Orléans et de Paris à Lyon. Il n'est inférieur à 20,000 kilomètres que sur les lignes de Saint-Germain et de Rhône-et-Loire.

Les mécaniciens qui conduisent les trains express ou trains directs marchent avec une vitesse de 65 à 70 kilomètres à l'heure.

Ces voyages sont moins fatigants parce qu'ils sont plus courts, mais s'ils devaient durer aussi longtemps que les trains de voyageurs, il serait difficile de les faire sans être incommodé.

Les trains de voyageurs ont une vitesse de 32 à 48 kilomètres, les trains de marchandises de 16 à 24.

En Belgique les mécaniciens ne travaillent que huit à dix heures par jour et ne marchent ordinairement que deux jours sur trois. Le troisième jour est employé au travail sédentaire des petites réparations. Ils font en général 300 kilomètres en un jour, ce qui met leur travail journalier à 200 kilomètres.

En France, et à peu d'exceptions près, la durée de service peut être de 16 heures et plus, comme on le voit dans un règlement pour la ligne de Bretagne où il est dit :

« 1°. Tout mécanicien qui couche, en service, hors de son dépôt, a droit à un déplacement.

« 2°. Tout mécanicien dont la durée de service dépasse 16 heures a droit à un déplacement. »

J'estime que sur le chemin de l'Est, par exemple, ils ont vingt jours de service actif par mois, pendant lesquels ils restent 10 à 11 heures sur les machines et 4 heures en gare, soit 15 heures de service en totalité et pendant chacun desquels ils font 285 kilomètres.

En France on ne leur accorde généralement que deux jours complets de repos par mois, encore faut-il qu'il n'y ait pas de malades ou de service extraordinaire, car sans cela on leur prend même un jour de repos, qu'on leur paye à part à la vérité. Les mécaniciens des trains de voyageurs ont un service plus régulier que ceux qui conduisent les trains de marchandises et ils ont souvent trois jours.

Il ne faudrait pas croire toutefois qu'ils sont entièrement libres ces jours-là; ils doivent, dans certaines compagnies où le personnel n'est pas suffisant, rester chez eux à la disposition de l'administration.

Quelle que soit d'ailleurs la vitesse des trains, le nombre d'heures de travail demandé aux mécaniciens me paraît trop long, et cette observation avait déjà été faite avant moi, puisque M. With, dans son excellent *Traité des accidents sur les chemins de fer* (1), pose ainsi la vingt-unième question de son programme.

« 21°. Le parcours quotidien des mécaniciens ou les distances qu'ils franchissent d'un seul jet n'excèdent-ils jamais les limites convenables, surtout pendant la mauvaise saison? Le froid, la pluie, le vent, ne peuvent-ils pas, au bout de quelques heures, paralyser jusqu'à un certain point une attention qui doit être toujours en éveil, dont un seul instant d'oubli peut coûter si cher? »

On ne tient pas compte, d'ailleurs, de certaines heures de travail véritable qui ne sont pas comptées ici, je veux

---

(1) Page 139.

parler de celles qui précèdent ou suivent l'arrivée du convoi et pendant lesquelles les mécaniciens sont véritablement occupés, d'une manière moins fatigante, il est vrai, que celles qu'ils passent sur la locomotive, mais enfin qui exigent encore une grande surveillance : il faut alors qu'ils visitent et examinent leur locomotive, qu'ils veillent à l'allumage du feu, qu'ils fassent les manœuvres de gare nécessaires pour se mettre en tête du train qu'ils doivent conduire, et au retour qu'ils fassent éteindre le feu, qu'ils purgent la chaudière de sa vapeur, et qu'après avoir fait remiser leur machine ils se rendent au bureau du Chef du dépôt pour faire les observations nécessaires sur la marche de leur machine et sur les réparations qui peuvent y être nécessaires. Si le travail des mécaniciens, qui consiste surtout dans une attention soutenue et qui ne permet aucun repos pendant tout le trajet, est moins fatigant que le travail du chauffeur, il faut tenir compte de la fatigue corporelle et morale que les premiers doivent éprouver.

Je sais bien qu'il est difficile de raccourcir les lignes parcourues par chaque mécanicien ou chauffeur, mais il serait très-utile d'augmenter ce personnel, afin d'éviter les services doublés lorsqu'il y a un mécanicien malade, lorsqu'il y a des trains extraordinaires, etc. On éviterait ainsi de faire faire à certains mécaniciens des parcours qui, sur certaines lignes, sont arrivés à 6,500 et 7,000 kilomètres par mois. Sans insister aucunement sur ces faits que je reconnais exceptionnels, si on veut conserver la santé de ces ouvriers et surtout conserver longtemps les vieux mécaniciens dont la conduite, le zèle et le dévouement sont éprouvés, il faudra bien se renfermer dans de justes limites de travail, sous peine de les voir épuisés après quinze ans de service et devenir incapables de monter sur les machines; mais je ne veux pas anticiper, je reviendrai sur cette question lorsque je parlerai des maladies et des retraites.

Salaire. — Toutes les questions qui se rattachent aux mécaniciens et aux chauffeurs doivent être étudiées, parce qu'elles ont une influence directe ou indirecte sur leur santé. A mesure, en effet, que leur salaire s'élève, ils peuvent consommer des aliments plus sains, plus abondants, se procurer des vêtements plus chauds et capables de les préserver de la pluie et du froid, ils peuvent mieux aussi résister aux fatigues quelquefois excessives de leur profession.

Le salaire des mécaniciens est composé généralement de plusieurs éléments.

1°. Il y a un salaire fixe dont la quotité varie cependant suivant les pays.

2°. Ils reçoivent des primes nécessairement variables de leur nature, puisqu'elles reposent sur les économies qu'ils peuvent faire sur le combustible, sur la graisse, sur l'huile.

En France et sous le rapport du salaire fixe, les mécaniciens sont divisés en trois classes, quelquefois en quatre classes.

Salaire d'une division en trois classes :

1re classe..............	250 fr. par mois.
2e —	200
3e —	150

Salaire d'une division en quatre classes :

1re classe.............	250 fr. par mois.
2e —	225
3e —	200
4e —	150

Ce sont les élèves mécaniciens.

Il n'y a que trois classes de chauffeurs :

1re classe..............	120 fr. par mois.
2e —	110
3e —	100

En Belgique, la journée étant de 10 heures, les mécaniciens sont payés par quart de jour de 2 heures 1/2 de travail effectif, ils gagnent 5 fr. 50 c. à 6 fr. par jour, soit 2,000 à 2,200 fr. par an ; les chauffeurs sont payés 2 fr. 50 c., soit 900 fr. par an.

En Angleterre ils gagnent 35 à 40 sh. par semaine, soit en nombres ronds 2,300 à 2,600 fr. par an.

Ils sont payés en outre, dit M. Chevallier (1), pour

---

(1) *Annales des Mines*, 1847.

tout travail extra, et reçoivent deux jours de paye dans le même jour, lorsque, outre leur travail régulier, ils font en sus un travail équivalent, ou moitié en sus s'ils font moitié en sus; s'ils passent la nuit hors de chez eux, on leur paye le souper, le lit et le déjeûner, en tout 3 sh., environ 3 fr. 80 c.

A Noël chaque mécanicien reçoit de la compagnie un pardessus (*great-coat*) en drap très-épais et presque imperméable à l'eau. Ceux des mécaniciens dont la conduite n'a mérité aucun reproche et qui se sont fait remarquer par leur exactitude à arriver aux diverses stations de la ligne aux heures de passage annoncées par la compagnie, reçoivent une prime d'encouragement qui s'élève jusqu'à 5 liv. st. ou 125 fr.; moitié de cette somme est donnée à leurs chauffeurs.

Les chauffeurs ont en Angleterre un salaire fixe de 25 à 30 sh. par semaine, soit 1,600 à 2,000 fr. par an.

En Prusse, on paye les mécaniciens 7 fr. 50 c. par jour et les chauffeurs 3 fr. 75 c.

En Allemagne, le mécanicien-conducteur a de 300 à 500 écus (avec 6 deniers d'argent par mille).

Les apprentis-conducteurs 150 à 200 écus (avec 3 deniers d'argent par mille).

Les chauffeurs 180 à 240 écus.

Sur le chemin de fer de Magdebourg à Leipzig, la compagnie augmente graduellement le salaire des mécaniciens pendant cinq années :

1re année................	1,113 francs.
2e année................	1,298
3e année................	1,484
4e année................	1,669
5e année................	1,855

Ils reçoivent en outre une allocation par kilomètre parcouru qui leur donne environ 2 fr. par jour. Ce qui porte, avec les primes, le salaire maximum qu'ils peuvent recevoir vers la quatrième année, en supposant deux cents jours de service actif, à 2,500 fr. environ.

En Amérique on estime à 7 fr. 95 c. la somme gagnée journellement par les mécaniciens.

Le salaire approximatif et variable est celui qui se compose de primes qui sont données aux mécaniciens et aux chauffeurs pour les économies qu'ils apportent : 1° dans la consommation du combustible; 2° de l'huile qui sert à lubréfier les rouages de la locomotive; 3° de la graisse; 4° enfin dans certaines sommes qui leur sont allouées pour leur exactitude à arriver aux gares principales et surtout aux gares extrêmes à l'heure indiquée sur leur feuille de service.

En France, la quantité de coke de qualité moyenne allouée aux mécaniciens est de 6 à 8 kilogrammes pour les trains de voyageurs, et de 8 à 12 kilogrammes pour les trains de marchandises, mais comme la dépense du combustible constitue une très-forte partie des frais de traction et que, suivant l'habileté et la bonne volonté des mécaniciens, cette dépense peut varier du simple au double, on leur accorde des primes lorsqu'ils économisent ce combustible. La prime varie, suivant l'économie faite, de 6 à 9 et même 12 fr. par tonne de combustible économisé.

Sur un grand nombre de chemins exploités par des compagnies allemandes, cette part est souvent égale à 10 pour 100, quelquefois même à 30 pour 100. Cette prime se partage ordinairement entre le mécanicien et le chauffeur dans le rapport de 3 à 1.

On alloue aussi des matières grasses pour le service des machines et on accorde généralement une prime de 0,40 par kilogramme économisé. On leur fait par contre une retenue de 0,60 par kilogramme de matières grasses employées en trop.

Il est bien entendu toutefois que toute économie mal entendue, d'où il résulterait un préjudice quelconque pour la machine, serait sévèrement punie.

Pour les engager à être exacts et les empêcher de faire des économies préjudiciables au service, on alloue aux mécaniciens des primes dites *de parcours*.

Elles sont de 0,01 environ par kilomètre sur les trains de voyageurs, et de 0,0015 sur les trains de marchandises. Ces primes sont plus fortes pour les convois de marchandises, parce que le service y est plus long ; elles valent environ 100 liv. par mois. Les chauffeurs profitent de la moitié des primes de coke et de parcours accordées aux mécaniciens, mais ils n'ont pas de prime de graissage.

Cette prime peut se perdre en totalité ou en partie par un retard, à l'arrivée, de 5 à 10 minutes.

On a calculé que dans les frais de dépenses pour la traction par kilomètre parcouru, montant de 1 liv. 10 à 1 liv. 30, on devait compter le mécanicien et le chauffeur pour 0,18 à 0,20.

Punitions. — Si l'on considère les primes qui viennent augmenter le salaire dans une proportion notable comme une récompense, il y a lieu de considérer les retenues comme des punitions.

Les mécaniciens et les chauffeurs sont sous les ordres de l'Ingénieur de la traction et du Chef du dépôt. Ils sont susceptibles de punitions pour manquement au service, pour retard de quelques minutes sur l'arrivée du train.

La peine peut être la perte de la prime de parcours du train, la perte des primes de parcours de la journée, des retenues de 20, de 30, de 50 centimes par 3, 4, 5 minutes de retard sur l'arrivée des trains de banlieue principalement, enfin des peines plus fortes infligées par l'Ingénieur de la traction.

La loi même du 15 juillet 1845 (art. 20) a prescrit contre les mécaniciens une peine d'un emprisonnement de six mois à deux ans lorsqu'ils auront abandonné leur poste pendant la marche du convoi.

L'article 19 punit la négligence, l'inattention ou l'imprudence par un emprisonnement de huit jours à six mois, plus une amende de 50 à 1,000 francs, quand il n'y a eu que des blessures ; s'il y a eu des victimes tuées, la prison est de six mois à cinq ans et l'amende de 300 à 3,000 francs.

Si l'accident a été volontaire, la peine sera la condamnation à mort en cas de victimes tuées, les travaux forcés s'il n'y a eu que des blessures, et la réclusion dans les autres cas (art. 16).

Le règlement général des chemins de fer anglais pour 1841 porte : « que tout mécanicien qui sera trouvé ivre pendant son service pourra être condamné à deux mois de travail forcé par le juge de paix et pourra être renvoyé aux assises s'il y a eu acccident par suite de son ivresse. »

Habillement. — Les mécaniciens et les chauffeurs tiennent peu compte de la chaleur solaire, à laquelle ils s'habituent assez facilement et dont ils souffrent peu lorsqu'ils sont en marche, mais ils doivent toujours être vêtus et convenablement préservés par des vêtements chauds et solides contre le froid, le vent, la pluie, la neige, le brouillard.

C'est à se défendre contre le froid et contre la pluie que doivent tendre toutes les précautions des mécaniciens et des chauffeurs avant de recevoir le signal de marche.

Les mécaniciens, ayant des appointements plus élevés, peuvent acheter des vêtements plus chers et plus chauds, aussi parviennent-ils tous à se garantir au moins du froid; il n'en est pas de même des chauffeurs, qui ne peuvent prendre sur leur salaire une somme annuelle suffisante pour se couvrir convenablement. S'ils parviennent à faire une première fois cette dépense, il ne leur est pas possible de la renouveler aussi souvent qu'elle est nécessaire, les vêtements deviennent vieux et usés et ne protégent plus leur corps contre les intempéries; aussi voit-on plus de malades chez les derniers que chez les premiers.

Le vêtement par excellence et de prédilection est le pardessus, qui est fait d'étoffe différente suivant l'usage des diverses lignes, suivant les goûts des mécaniciens et des chauffeurs, et suivant la somme d'argent qu'ils veulent y mettre. Souvent c'est une simple blouse lorsque le temps n'est pas trop froid, mais le plus souvent c'est un paletot. Les qualités recherchées sont la chaleur et l'imperméabilité à la pluie.

On est parvenu à avoir des paletots chauds en prenant des peaux de biques, du drap très-fort doublé en molleton, en poils, mais on n'est pas parvenu encore à faire des paletots impénétrables à l'eau, car il faut toujours des coutures pour assembler les différentes pièces et surtout les manches au corps du vêtement, et c'est par là que pénètre l'eau. Que l'on suppose un instant, en effet, un homme placé sur une locomotive, recevant la pluie pendant des heures, pendant même une journée entière, et l'on comprendra combien il est difficile de le protéger efficacement. On a inventé à cet effet des étoffes cirées, des étoffes enduites de caoutchouc; mais les premières se cassent facilement dans les plis, surtout pendant les gelées, et d'ailleurs s'altèrent rapidement par le contact du foyer. Quelques mécaniciens préfèrent pour cet usage la toile peinte à bâche qui ne casse pas au moins pendant les froids. Les deuxièmes se ramollissent par le voisinage du foyer et collent aux autres parties du vêtement. Après un peu d'usage, de tiraillement, les coutures s'ouvrent, et la pluie, longtemps prolongée, finit par pénétrer les vêtements de dessous. Quelques mécaniciens ont des paletots de drap très-épais, dits *hydrofuges*, ils sont garnis en dedans de poils noirs de mouton; mais, lorsqu'ils deviennent vieux, ils perdent leur imperméabilité. Or, comme ils les achètent souvent eux-mêmes, ils les font durer le plus possible.

Le capuchon est garni de flanelle noire seulement.

J'ai vu de ces paletots qui avaient duré une année entière, et ils étaient encore bons; j'en ai vu de deux ans, mais ils étaient très-gras, très-sales, privés de poils extérieurement, et ne pouvaient plus évidemment garantir ceux qui s'en servaient.

Les mécaniciens anglais de la ligne de Paris au Havre

emploient, pour faire leurs paletots, un drap fabriqué à Sotteville sous le nom de *drap pilote*. Ces paletots ne sont pas doublés en poils et leur font, disent-ils, un bon usage. Au chemin de fer du Nord on exige, des mécaniciens surtout et des chauffeurs, qu'ils soient couverts de laine ou de flanelle et qu'ils puissent changer leurs vêtements. A cet effet ils doivent avoir un paletot de rechange dans leur caisse et sont *officieusement* engagés à en changer, de manière à avoir toujours un vêtement sec. Un mécanicien m'assurait que jamais il n'avait été mouillé, parce qu'il avait la précaution, en temps de pluie, de mettre un paletot en toile cirée pardessus son gros paletot ordinaire.

Dans quelques compagnies, en hiver, on leur donne des bonnets en laine appelés *passe-montagne*. Ce bonnet cache presque toute la figure, les oreilles ; il ne laisse à l'air que les yeux et le nez ; il couvre toute la tête, descend derrière le cou et l'entoure comme une cravate en laine ordinaire.

Quelques mécaniciens se contentent d'abaisser sur leur cou et leurs oreilles la partie postérieure de la casquette ; d'autres portent des cache-nez, mais ils sont généralement abandonnés, à cause de l'embarras qu'ils donnent pour agir et pour parler.

Enfin, il en est qui se couvrent la tête avec un capuchon qui tient au paletot.

Pendant l'hiver, ils mettent des bas de laine, des

chaussons de laine et même des sabots ou des galoches.

En été, pour se préserver au contraire de la chaleur de la plaque de la locomotive, échauffée tout à la fois par le voisinage du foyer de la locomotive et par les rayons solaires, quelques-uns mettent des espadrilles ou des sandales en paille ou en jonc.

Quelques compagnies, pressentant combien il est de leur intérêt de veiller par tous les moyens sur la santé des mécaniciens et des chauffeurs, combien même il y a lieu de s'opposer à l'incurie ou à l'avarice de certains d'entre eux, se sont occupées de cette question importante d'hygiène, et ont pensé qu'il était de leur intérêt de leur fournir, moyennant une retenue, des vêtements chauds et bien confectionnés. D'autres compagnies les laissent choisir les vêtements qui leur plaisent. Le chemin de l'Ouest, par exemple, est entré sagement dans cette voie, et il fournit à chaque mécanicien :

Veste de velours vert..............	22 fr.	» c.
Gilet de velours à manches..........	11	75
Pantalon de velours...............	13	»
Casquette.........................	5	»
Paletot de drap bleu foncé...........	90	»
Cravate noire.....................	»	»
	141 fr.	75 c.

L'habillement du chauffeur est presque le même et presque aussi coûteux.

Nous avons déjà dit, à l'occasion des primes d'exactitude, qu'en Angleterre on donnait un vêtement très-chaud.

Beaucoup de mécaniciens et de chauffeurs portent de la flanelle sur la peau ou des gilets de laine tricotée. Quelques-uns portent des ceintures en caoutchouc ou en laine; elles soutiennent le ventre et modèrent l'effet de secousses répétées; elles sont nécessaires surtout pour les trains à grande vitesse.

Dortoirs. — On donne le nom de dortoirs à une salle du dépôt, chauffée en hiver, autour de laquelle il y a un lit de camp garni de quelques mauvais et sales matelas. Cette salle sert pour les mécaniciens et chauffeurs ayant un service qui les oblige à coucher hors de chez eux. Elle sert encore aux mécaniciens et chauffeurs de réserve. Ce sont eux qui, en cas d'accident, sont appelés à venir avec leurs locomotives de secours. Lorsqu'ils ont conduit le train jusqu'au premier dépôt, ils sont alors remplacés, reviennent à leur poste de réserve et se jettent alors tout habillés sur les matelas qui sont libres J'ai visité quelques-uns de ces dortoirs; ils sont en général peu spacieux, peu aérés, d'une malpropreté remarquable, et, en été, envahis par des puces et des punaises en telle quantité, que ceux qui devraient s'y reposer de leurs fatigues sont souvent obligés d'aller coucher sous des hangars.

Les matelas, on le comprend du reste, sont noirs, et il est difficile qu'il en soit autrement, puisque ceux qui s'y couchent ont la figure et les mains couvertes de charbòn; mais ils sont trop durs, trop vieux ; ils auraient besoin d'être changés et rebattus plus souvent.

Ces dortoirs, au moins pour la partie hygiénique, doivent être sous la surveillance des médecins de chaque dépôt. J'appelle sur ce point toute leur attention : c'est encore un moyen de veiller sur la santé de ces hommes confiés à leurs soins.

On comprendra, du reste, que, dans l'intérêt du service, il faut assurer le repos et le bien-être des mécaniciens et des chauffeurs, qui, n'ayant quelquefois, entre deux trains, que quelques heures à donner au sommeil, ne doivent pas l'employer à chercher une position couchée plus ou moins bonne, ou à se défendre contre des insectes que des soins de propreté peuvent détruire.

Si j'insiste sur une meilleure tenue de ces dortoirs, c'est qu'en hiver c'est là que l'on étend les paletots imbibés d'eau, qui ne peuvent y perdre qu'une très-petite portion de l'humidité qui les pénètre. Il devrait y avoir près d'eux un local fortement chauffé, où ils étendraient leurs vêtements, qu'ils auraient secs au moment où ils remonteraient sur leurs machines. Il serait très-facile aux compagnies de trouver ce local, car les dortoirs sont presque toujours placés près des ateliers, où l'on entretient continuellement du feu nécessaire pour les travaux ordinaires.

MARCHE ET ALLURES DES MÉCANICIENS ET DES CHAUFFEURS.

On a prétendu, avec raison, que souvent la profession imprimait sur l'individu un cachet particulier, capable de le faire reconnaître dans certains cas, et il est certain que cela est vrai pour le marin, pour le soldat, etc.

J'ai voulu chercher à savoir si la station debout perpétuelle, si la trépidation des machines imprimait au corps du mécanicien une position particulière, si enfin la marche était remarquable en quelque chose chez des hommes qui perdent l'habitude de marcher.

J'ai interrogé à cet effet des Ingénieurs, des Chefs de dépôt, beaucoup de mécaniciens et de chauffeurs, et généralement ils m'ont dit qu'il était possible de reconnaître un ancien mécanicien à sa marche.

Elle est plus lourde et balancée alternativement à gauche et à droite. Ce balancement paraît dépendre des douleurs qu'ils ont presque tous dans les extrémités inférieures, et aussi, selon quelques-uns, de ce que le mécanicien se balance comme pour pousser la locomotive lorsqu'elle ne marche pas à son gré.

A chaque pas ils fléchissent sur les jarrets ; c'est une habitude qu'ils prennent sur les locomotives, pour amoindrir l'effet des secousses trop répétées. Ils sont voûtés, position qu'ils contractent et qu'ils gardent, parce que, pour fixer la tête, la rendre immobile et rendre le regard plus certain, il y a une contraction des muscles du cou qui abaisse la tête et la fait un peu rentrer dans les épaules en la portant en avant. Ils sont penchés à droite, parce que, pour être plus à portée du levier de marche qui se trouve à droite de la locomotive, ils sont presque toujours portés sur la jambe droite, la partie supérieure droite du corps en avant, la main droite toujours prête à lever ou à abaisser la poignée du levier. Un mécanicien qui manœuvrerait son levier avec la main gauche, s'appuierait par conséquent sur la jambe gauche et présenterait en avant la partie supérieure gauche du corps et le bras gauche, devrait être penché à gauche.

Les chauffeurs n'ont pas une position fixe sur leur tender ; ils sont presque toujours en mouvement pour charger le combustible ou serrer le frein, aussi n'ont-ils pas les mêmes allures que les mécaniciens; ils ont celles que l'on reconnaît généralement aux journaliers et aux hommes de peine.

HEUREUSE INFLUENCE DES CHEMINS DE FER SUR LA SANTÉ DES MÉCANICIENS.

J'ai indiqué dans les précédents chapitres ce qu'étaient ces ouvriers lorsqu'ils commençaient à monter sur les locomotives, j'ai montré ce qu'on exigeait d'eux sous le rapport du service, comment on les rétribuait, et les précautions qu'ils devaient prendre avant de commencer leurs trajets journaliers. Je vais actuellement les suivre et étudier les effets produits par ces voyages successifs, par les agents atmosphériques et par les chemins de fer eux-mêmes qui peuvent avoir une action directe ou indirecte sur la santé.

Si l'on écoutait l'opinion générale, on pourrait croire que les mécaniciens et les chauffeurs sont des hommes très-malheureux, que leur santé est à chaque instant compromise par le froid, la pluie, le soleil, et qu'ils sont condamnés à ne faire ce rude service que pendant quelques courtes années, quelques mois même.

Que l'on se rassure, car je viens, avec les Administrateurs, les Ingénieurs, les Médecins des compagnies, affirmer que de tous les ouvriers des chemins de fer, ce sont ceux qui fournissent le moins de malades et qui jouissent de la meilleure santé. Ainsi au chemin de fer du Nord, où il y a soixante-treize mécaniciens, il y a rarement plus de deux malades à la fois, et en 1856, ils ont été cinq mois sans en avoir un seul. J'ai vu un mécanicien, entre autres, qui n'avait pas été malade depuis dix ans.

Au bout d'un temps assez court et qui ne dépasse pas généralement deux années, on voit chez eux un phénomène notable et assez constant se produire. C'est une augmentation des forces, c'est un appétit plus soutenu, presque toujours une soif considérable qui s'apaise plus tard; mais presque constamment et dans la proportion de 80 sur 100, surtout chez les mécaniciens, on constate une augmentation d'embonpoint remarquable.

Peut-être bien que cet embonpoint ne doit pas être seulement attribué au grand air, mais aussi à un contentement plus grand causé par l'élévation du salaire et plus certainement à une alimentation meilleure qui en est la conséquence naturelle.

On remarquait anciennement cet effet se produire quelquefois chez les conducteurs de diligence qui, bien payés, bien nourris, prenaient un embonpoint considérable.

On a vu des mécaniciens jouissant d'ailleurs d'une bonne santé, mais d'apparence assez frêle, changer rapidement après quelques mois de voyage et arriver à des proportions énormes.

A cette occasion je me rappelle un fait intéressant que me citait un Ingénieur en chef. Un jeune ouvrier mécanicien, d'une taille très-élevée, d'une maigreur remarquable, était employé comme ajusteur dans les ateliers. Comme il était d'une très-bonne conduite et d'une grande adresse, on le fit chauffeur, puis mécanicien. A peine eut-il mis le pied sur une locomotive qu'on vit cet homme se colorer, prendre visiblement des forces et un embonpoint qui est actuellement excessif.

On le plaisante aujourd'hui sur cet état qui menace de devenir monstrueux, exactement comme on le plaisantait il y a quelques années sur son extrême maigreur.

Cette heureuse influence sur presque tous les mécaniciens est tellement notable, qu'un Ingénieur en chef du Nord me disait qu'il s'efforçait de persuader à un jeune homme de ses parents, d'une santé assez délicate, de faire de nombreux voyages sur une locomotive, convaincu qu'il en obtiendrait de très-heureux résultats.

Mais j'ai recueilli, dans mes longues pérégrinations sur les chemins de fer, trois observations beaucoup plus intéressantes encore, en ce qu'elles tendraient à prouver que certains ouvriers dont la phthisie avait été constatée par les Médecins des compagnies, ont pu monter sur les locomotives, ont vu leur mal s'amender et sont arrivés bientôt à un état de santé si prospère, qu'ils étaient pour tout le monde un sujet d'étonnement.

Les deux premières concernent des mécaniciens du chemin de fer d'Orléans chez lesquels le Médecin en chef de la compagnie avait constaté tous les accidents de la phthisie confirmée, et qui font depuis plusieurs années le service de mécanicien avec les apparences de la santé la plus prospère; ce sont les nommés D*** et C***.

La troisième est celle d'un nommé Adolphe P***, mécanicien du chemin de fer du Nord, aujourd'hui constructeur de machines à vapeur. Lorsqu'il fut décidé à monter sur les locomotives, ses chefs s'y opposèrent, persuadés que, dans l'état déplorable où il était, il ne pourrait pas supporter les fatigues de cette profession et que sa maladie bien reconnue en serait aggravée. Cet homme persista dans sa résolution, et à peine eut-il fait quelques voyages que l'on vit les accidents diminuer, les forces revenir, sa maigreur disparaître pour faire place à un embonpoint remarquable.

Après quelques années ainsi passées pendant lesquelles P*** a joui de la plus brillante santé, il a quitté le chemin de fer pour s'établir mécanicien à Paris.

On peut encore, dans d'autres cas, constater l'heureuse influence des chemins de fer.

Un sous-chef de dépôt d'une grande ligne me disait qu'en 1854 il avait été malade.

Habituellement d'un caractère très-gai, il était devenu triste et morose, il fut atteint d'une congestion cérébrale tellement forte, qu'il était obligé de se lever la nuit pour éviter le cauchemar et qu'il allait alors se promener dans les champs.

Tous les accidents passaient aussitôt qu'il était sur sa machine. Cet état fâcheux, dont il n'a conservé que le souvenir, a duré trois mois entiers.

Pour terminer ce que j'ai à dire sur ce sujet, j'ajouterai que des mécaniciens et des chauffeurs ont souvent vu disparaître leurs migraines lorsqu'ils montaient sur leurs locomotives.

Peut-être trouvera-t-on là quelques nouvelles indications thérapeutiques sur lesquelles j'appelle l'attention. Si elles doivent être d'une très-difficile application dans la pratique ordinaire, les Médecins des chemins de fer pourront les suivre plus facilement pour certains ouvriers de leurs ateliers.

LONGUEUR DES CHEMINS DE FER.

Pour apprécier combien l'étude de la profession de mécanicien et de chauffeur devient importante, je crois nécessaire de faire connaître sommairement quelle est aujourd'hui la longueur des chemins de fer exploités dans les différents pays. On jugera ainsi beaucoup mieux quel personnel il faut déjà pour conduire et servir toutes les locomotives de ces chemins, et combien plus il en faudra par la suite, lorsque tous les chemins en cours d'exécution ou en projet seront terminés.

Certaines nations sont encore bien en arrière sous ce rapport, mais l'établissement des chemins de fer n'est pas un fait d'imitation ou de mode, c'est un fait de nécessité. Du jour où une nation, sur la surface du globe, a ajouté à son outillage les chemins de fer, toutes les nations ont été obligées, sous peine de déchéance, de la suivre dans cette voie. Il en est des chemins de fer comme d'une machine qui donne à un industriel une supériorité marquée sur tous ses concurrents; si ceux-ci ne veulent pas être distancés et à la longue ruinés, il faut qu'ils trouvent les moyens de livrer à aussi bon marché, et à faire aussi bien sans machine, ou qu'ils adoptent la machine nouvelle. Les chemins de fer sont une grande machine; les nations qui en sont pourvues ont un appareil commercial qui offre certains avantages et qui les place dans une situation meilleure que celles qui en sont privées.

Coûte que coûte, il a donc fallu que toutes les nations européennes couvrissent leur territoire d'un réseau de voies ferrées. C'est pour elles une condition d'existence, elles construisent des chemins de fer comme les industriels ont adopté depuis longtemps la vapeur et les diverses combinaisons mécaniques auxquelles elle a donné lieu.

Dans un rapport présenté le 30 novembre 1856, par M. le Ministre des Travaux publics, il est dit que la longueur des chemins de fer français concédés est de 11,250 kilomètres, que 6,500 kilomètres sont déjà exploités, et qu'il reste à construire 4,750 kilomètres. Les lignes principales de cet immense réseau auront une longueur de 9,454 kilomètres, répartis à peu près ainsi :

Nord....................	978 kilom.
Est......................	1,788
Ouest....................	1,778
Orléans..................	1,745
Paris à Lyon.............	987
Paris à Lyon (Bourbonnais)..	670
Lyon à la Méditerranée.....	619
Lyon à Genève............	228
Grand-Central............	1,230
Midi.....................	821

Les chemins de fer belges, à la fin de 1854, avaient une longueur de 1,813 kilomètres, dont 1,051 étaient exploités.

En Hollande, il y avait à cette époque 325 kilomètres, dont 235 étaient exploités. Les principaux chemins étaient ceux :

d'Amsterdam à Rotterdam.....	80 kilom.
d'Amsterdam à Arnheim......	91

Les chemins de fer, en Angleterre, avaient, en 1854, une longueur de 20,604 kilomètres, dont 12,957 étaient exploités. Les principales lignes anglaises sont celles :

de Londres à Bristol........	190 kilom.
— à Birmingham....	175
— à Southampton...	120
de Birmingham à Manchester.	132

Dans la même année, l'Italie, y compris le royaume lombardo-vénitien, avait 2,785 kilomètres de chemins de fer concédés, dont 778 kilomètres seulement étaient livrés à l'exploitation.

Les chemins de fer autrichiens seuls avaient en 1854 une longueur de 4,348 kilomètres, dont 2,543 seulement étaient exploités. Quelques-uns d'entre eux sont indiqués parmi les suivants :

Budweis à Lintz..............	127 kilom.
Prague à Lahna.............	58
Vienne à Gloggnitz, ou chemin du Sud..................	77
Chemin du Nord de l'empereur Ferdinand................	310
Munich à Ausbourg..........	62
Leipsig à Dresde.............	117
Berlin à Stettin..............	138
Berlin à Stralsund............	226
Berlin à Francfort-sur-l'Oder...	82

Magdebourg à Brunswick......	104 kilom.
Manheim à Carslrhue.........	77
Cologne à Aix-la-Chapelle.....	87
Altona à Kiel...............	102
Haute Silésie...............	205
Basse Silésie................	307

Pour ne pas fatiguer par une trop longue nomenclature, je passerai tous les petits chemins allemands faits ou à faire, et je terminerai pour l'Allemagne en disant qu'on y trouve un total de 11,872 kilomètres de chemins de fer.

La Russie commence à se lancer dans cette voie de civilisation, et elle avait déjà, en 1854, 3,003 kilomètres de lignes concédées, dont 1,188 étaient livrés à l'exploitation. Parmi elles, celle de Saint-Pétersbourg à Moscou a 650 kilomètres.

Le Danemarck, la Suède, la Norwége, la Suisse, l'Espagne, le Portugal, l'Egypte, l'Inde même construisent des voies ferrées.

Des documents statistiques publiés par le Ministère de l'Agriculture, du Commerce et des Travaux publics, il résulte qu'en Europe les chemins de fer concédés ou autorisés avaient, en 1854, une étendue totale de 53,869 kilomètres, et que les 3/5 à peu près de cette longueur étaient livrés à la circulation (31,906).

Ceux qui connaissent l'étendue, les ressources et l'esprit d'entreprise des Etats-Unis ne seront pas étonnés lorsqu'ils sauront qu'il y a maintenant 36,000 kilomètres de chemins de fer en activité, et que 17,007 kilomètres sont actuellement en construction et très-avancés. Les principales lignes de ce vaste pays sont, sur la ligne de l'Atlantique, celles

de Boston à New-York;
— à Philadelphie;
— à Baltimore.

Sur les lignes de l'Atlantique, vers l'ouest : Etat du Massachusetts :

de Boston à Worcester;
de New-York au lac Erié ;
— à Albany.

Etat de Pensylvanie :

de Columbia;
du Partage ;
entre la Delaware et la Susquehanna.

Etat du Maryland :

de Baltimore à l'Ohio.

Etat de la Caroline du Sud :

de Charlestown à Augusta;
de Decatur à Tuscumbia.

En 1854, l'Afrique avait 320 kilomètres de chemins de fer concédés, dont 168 en exploitation.

A la même époque, l'Asie en avait 318, et l'Océanie 90.

La récapitulation de toutes les lignes de chemins de fer en 1854 donne les résultats suivants :

PARTIES du MONDE.	CHEMINS DE FER concédés ou AUTORISÉS.	LIVRÉS à L'EXPLOITATION.	NON LIVRÉS à L'EXPLOITATION.
	kilom.	kilom.	kilom.
EUROPE.	50,425	29,190	21,235
AMÉRIQUE du Nord.	52,502	29,273	23,229
AMÉRIQUE du Sud. .	505	177	328
AFRIQUE.	320	168	152
ASIE.	318	»	318
OCÉANIE..	90	»	90
	104,160	58,808	45,352

Or, comme le nombre des mécaniciens et des chauffeurs augmente avec la longueur des chemins, puisqu'il y a un plus grand nombre de locomotives, j'avais raison, en commençant ce chapitre, de prévoir, pour un jour prochain, l'augmentation considérable de ce personnel et de chercher à le soumettre à une étude particulière.

Au reste, le nombre des mécaniciens et des chauffeurs est, en moyenne, de 1,6 par locomotive, ou autrement, sur dix locomotives, il y a huit mécaniciens et huit chauffeurs. Ces chiffres moyens varient peu d'une ligne à l'autre.

En 1854 et en France, il y avait déjà dix-huit cents mécaniciens et chauffeurs qui avaient occasionné aux chemins de fer une dépense annuelle de 4,029,175 fr.

DE LA VOIE.

Il faut considérer dans une ligne de chemin de fer : 1° son établissement à une ou deux voies; 2° son état d'entretien; 3° sa direction; 4° sa situation dans chaque contrée; 5° les pentes, remblais, déblais, tunnels ou souterrains, ponts, viaducs, gares, tous ouvrages d'art nécessaires pour obtenir sa continuité à travers les vallées, les rivières, les montagnes et même les villes : car toutes ces modifications peuvent avoir chacune en particulier une influence médiate ou immédiate sur la santé des mécaniciens et des chauffeurs.

Chemin à une ou deux voies. — 1°. En France, à très-peu d'exceptions près, comme pour les chemins de la Loire et du Gard, tous les chemins de fer ont deux voies.

En Belgique, tous les chemins de fer de l'Etat ont été

d'abord construits à une voie, c'est depuis quelque années seulement qu'une seconde voie a été ajoutée ; et encore existe-t-il, à l'heure qu'il est, un certain nombre de sections qui ne possèdent qu'une seule voie, bien que tous les ouvrages d'art, tels que ponts, viaducs et tunnels, aient reçus les dimensions nécessaires à l'établissement prochain de la deuxième voie.

La plupart des chemins de fer anglais, destinés à une circulation rapide, sont construits à deux voies ; un très-petit nombre est à une voie.

En Allemagne, les chemins à deux voies constituent l'exception.

Les chemins de fer américains, construits dans des conditions très-économiques et à travers des contrées à moitié désertes, n'ont généralement qu'une seule voie.

Ces deux modes de construction ont chacun leur avantage et leur inconvénient pour les mécaniciens et les chauffeurs.

Dans les chemins à deux voies, le travail est moins pénible, car la voie de départ étant différente de celle d'arrivée, il y a là moins de chances de collisions et une rapidité plus grande dans le trajet, ce qui abrége certainement leur durée de service.

Dans les chemins de fer à une voie, il y a des temps d'arrêts forcés et fréquents, pendant lesquels les trains sont obligés de rester dans les gares d'évitement, afin d'attendre le passage des trains retardés. Ces stationnements, quelquefois assez longs, sont très-pénibles pour les mécaniciens et les chauffeurs; s'ils arrivent ayant très-chaud ou s'ils sont forcés d'arrêter leur train dans un pays découvert et exposé à des courants froids, ils en rapportent des affections des organes respiratoires; d'un autre côté on estime que les collisions y sont plus fréquentes, et ce qui tendrait à le faire croire, c'est que sur les chemins de fer d'Allemagne et d'Amérique il y a plus de blessés que sur les chemins de fer des autres pays qui sont à deux voies.

Peut-être pourrait-on expliquer autrement cette différence pour l'Allemagne; car, excepté pour la Prusse, le Hanovre, le Holstein, les chemins allemands sont beaucoup plus contournés que les nôtres en plan et en profil, c'est une nécessité de la configuration du sol. Il est évident que cette disposition exerce une influence défavorable au point de vue de la sécurité.

Entretien. — 2°. L'état d'entretien d'un chemin fer importe beaucoup à la rapidité et à la sécurité du convoi.

Si la voie est bien assise, si, dès son établissement originaire, elle a été construite avec des alignements droits, de faibles pentes et avec des courbes à grands rayons; si les pentes sont bien calculées, les remblais solides et posés sur un bon sous-sol, les déblais disposés de telle sorte que les pluies ne les entraînent pas sur la voie ; si les rails sont en bon fer et bien fixés sur les traverses; si le ballast est perméable à l'eau et la laisse filtrer pour qu'elle ne reste pas sur la voie et ne pourrisse pas les bois, il est évident que les mécaniciens et les chauffeurs seront moins secoués sur la machine ou sur le tender et, par contre, moins fatigués au bout du voyage. Ils n'éprouveront plus ces mouvements de lacets si dangereux quelquefois et qui les forcent à ralentir la marche du convoi. Ils seront moins exposés à des accidents par déraillements causés par suite de rupture d'un rail, de bris d'un essieu, etc.

On voit donc qu'aucune précaution ne doit être négligée dans l'intérêt des voyageurs et de ceux qui dirigent le train.

Direction. — 3°. La direction de la ligne d'un chemin de fer n'est pas absolument indifférente sous le point de vue de l'hygiène des mécaniciens et chauffeurs, car si je choisis des lignes comme le Nord et l'Est opposées à celles de Lyon et d'Orléans, je trouve des effets tout différents qui se produiront. Certains mécaniciens ou chauffeurs sont employés sur les deux premières lignes, et cependant le froid les gêne, les oppresse, leur occasionne parfois certaines affections catarrhales ; ne devraient-ils pas alors quitter ces premières lignes pour continuer leur profession sur une des deux autres où ils trouveraient une température généralement plus douce, convenant mieux à leur tempérament, moins hostile à leur santé ?

Sur les lignes du Midi j'ai souvent rencontré des mécaniciens et des chauffeurs chez lesquels la chaleur produisait une congestion cérébrale, momentanée il est vrai, mais aussi de l'inappétence et une lassitude remarquable. Le froid de l'automne et de l'hiver leur convenait, leur santé se retrempait alors, se raffermissait. Certainement que les lignes du Nord seraient plus à leur convenance. On pourrait établir les mêmes comparaisons pour les lignes de l'Ouest opposées à celles de l'Est. Les mécaniciens et les chauffeurs doivent donc sérieusement choisir la ligne dont la direction est la plus appropriée à leur tempérament.

Situation dans chaque contrée. — 4°. La situation de la ligne dans chaque contrée, son tracé enfin n'est pas indifférent pour la santé des voyageurs et de ceux qui dirigent les trains.

Généralement les tracés de chemins de fer suivent le cours des rivières et traversent les vallées qui y apportent leurs eaux ; rarement ils se dirigent sur les montagnes où les convois seraient ralentis par des pentes trop fortes qu'on ne pourrait parvenir à franchir que par des plans inclinés qui nécessitent des appareils particuliers ou des machines spéciales, qu'elles soient d'ailleurs fixes ou mobiles.

Lors de la construction des chemins de fer, les ingénieurs doivent, autant que possible, prendre en considération, à quelques kilomètres près, le tracé qui traversera les pays les plus sains. Ils doivent chercher à éviter les contrées trop marécageuses où les mécaniciens et les chauffeurs contractent annuellement des maladies cruelles. Le service ne sera pas alors entravé, comme cela est arrivé et comme cela arrive encore sur les lignes de Lyon et sur l'embranchement de Limoges de la ligne d'Orléans.

Pour sortir des vallées, les lignes de chemins de fer traversent les collines par des tranchées, les montent avec des pentes plus ou moins roides, ou traversent les montagnes par des tunnels ou souterrains.

Les tranchées peuvent n'être faites que d'un seul côté du chemin ; le convoi peut alors y être surchauffé lorsque la colline se trouve au nord, qu'aucune brise ne vient rafraîchir l'air et qu'un soleil ardent donne à plomb sur la tranchée. C'est ce qu'on éprouve souvent en voyageant en été.

Si la tranchée est faite dans l'autre sens, c'est-à-dire si la colline est assez haute pour garantir le train des rayons du soleil et le laisse exposé au vent froid du nord, l'effet contraire se produit, et il y a alors un abaissement énorme et rapide de la température, exactement comme si on passait sous un tunnel.

Le 8 septembre 1856, j'étais occupé à faire des expériences thermométriques dans le train omnibus parti de Rouen pour Paris à 2 heures 10 minutes du soir. Le convoi marchait avec une vitesse de 40 kilomètres à l'heure ; le soleil était très-chaud, le vent soufflait du nord-ouest.

A 4 heures 6 minutes, le convoi quittait Vernon avec un peu de retard ; le thermomètre marquait 23° 5/10 centigrades, et 19° 5/10 en marche, lorsque le convoi s'engagea à grande vitesse derrière une colline assez élevée, qui masquait complétement le soleil. Le convoi resta ainsi pendant l'espace de 6 kilomètres ; lorsqu'il sortit de derrière cet obstacle et qu'il fut permis de revoir le soleil, le thermomètre était descendu à 15° 5/10. Le mécanicien et le chauffeur avaient donc éprouvé un abaissement de température de 8 degrés depuis Vernon. Mais je n'en ai pas fini avec cette curieuse expérience.

A 4 heures 15 minutes, à Bonnières, le thermomètre était remonté à 23° 5/10.

A 4 heures 17 minutes, le convoi entrait sous le souterrain de Rolleboise qui a 2,640 mètres, il le parcourait à grande vitesse en 3 minutes, et à la sortie le thermomètre était redescendu à 16 degrés. A Mantes, il marquait 21 degrés. Ainsi, dans un espace de temps de 45 minutes environ, le thermomètre avait donné des variations très-notables et très-brusques de température.

J'examinerai plus tard si ce n'est pas à cette cause

4

que l'on doit attribuer certaines affections des mécaniciens et des chauffeurs.

Si le chemin court longtemps entre deux tranchées et que le soleil y soit ardent, les mécaniciens et les chauffeurs disent qu'il leur semble pénétrer dans une fournaise, et ils ont hâte d'en sortir.

Lorsque les collines sont plus hautes, on les franchit encore avec des pentes. Dans quelques pays, comme la France, on préfère les tunnels; dans certains pays, comme la Prusse, l'Amérique, on emploie beaucoup les plans inclinés. Ces plans inclinés sont remontés de différentes manières et ne présentent généralement pas alors, à la montée, beaucoup de dangers pour les mécaniciens et les chauffeurs, à moins qu'il n'y ait rupture du lien ou de la chaîne de remonte, auquel cas le train, partant avec une grande rapidité en arrière, peut dérailler ou aller se briser contre un obstacle imprévu. J'en citerai plus tard quelques exemples lorsque je parlerai des accidents de chemins de fer.

Le chemin de fer de Philisburg à la Juniata a trois plans inclinés. Dans le premier, les chariots vides sont remontés au moyen de chariots pleins avec un câble de chanvre sans fin mis en mouvement par une machine à vapeur fixe. Dans le deuxième, on se sert de la puissance hydraulique ; ce sont des caissons remplis d'eau qui, placés au haut du plan, font remonter les chariots vides. Dans le troisième, des chariots pleins retenus par un câble de fer, agissant comme contre-poids, font remonter les chariots vides, mais sans intervention d'aucune machine pour faire équilibre à la force prépondérante.

C'est le même système employé encore sur le chemin de fer de Quincy (Etat du Massachusetts), qui sert seulement pour le transport des animaux.

Pour passer, sur le chemin de Liége, du bassin de l'Escaut dans celui de la Meuse, on trouvait sur un parcours de 4,000 mètres une différence de niveau de 100 à 150 mètres. Pour franchir cet obstacle, on a fait deux plans inclinés séparés par un palier. C'est sur ce palier que sont placées les machines fixes pour desservir le plan incliné.

Sur le chemin de fer de Cologne à Aix-la-Chapelle, de Roanne à Saint-Etienne, etc., il y a encore des plans inclinés sur lesquels les convois sont remontés au moyen de machines fixes. Très-souvent alors, au haut du plan ou à une petite distance, se trouve une contre-pente sur laquelle on modère la vitesse des convois au moyen de wagons-freins ; mais ces pentes sont généralement très-dangereuses pour les mécaniciens et les chauffeurs, car leur effet se trouve augmenté par le poids du train, et il ne faut alors qu'une rupture de freins pour précipiter en avant tout le convoi et occasionner de graves accidents dont les mécaniciens et les chauffeurs sont les premières victimes. Ces accidents toujours à craindre, les retards occasionnés par la montée et la descente des trains, qui doit toujours être faite avec précaution, les dépenses d'établissement et d'entretien de ces immenses machines fixes, ont fait généralement renoncer à laisser des pentes trop fortes sur les tracés.

Ouvrages d'art. — 5°. On préfère aujourd'hui percer les montagnes pour se frayer un passage et construire des tunnels ou souterrains. Ces travaux d'art, d'un entretien moins coûteux lorsqu'ils sont établis, ne ralentissent pas toujours et sensiblement la marche des convois, mais ils ont d'autres inconvénients pour la santé des mécaniciens et des chauffeurs.

Lorsqu'un convoi s'engage sous un tunnel, ceux qui sont placés sur la locomotive ont à lutter contre la colonne d'air qui occupe le souterrain et qui forme alors un obstacle réel, mais non insurmontable, et ils observent alors qu'ils sont un peu rejetés en arrière.

Les tunnels sont constamment humides et glacés, aussi les mécaniciens et les chauffeurs qui y pénètrent souvent en été, tout trempés de sueur, y éprouvent-ils toujours une sensation très-pénible de froid qui les oblige à se couvrir de vêtements très-chauds.

Les souterrains seront nuisibles à la santé des voyageurs, disait M. Arago en 1835; il aurait pu ajouter avec plus de raison : *et surtout à celle des mécaniciens et des chauffeurs*. En hiver ils sont encore très-froids à cause du courant d'air perpétuel qui y existe. Ainsi, lorsque déjà la glace est fondue au dehors, on remarque des glaçons encore formés qui pendent de la voûte et se détachent souvent au passage du train pour tomber sur le convoi.

J'ai voulu étudier les différences de température à l'entrée et à la sortie du convoi, et j'ai fait, avec l'aide du thermomètre, diverses expériences qui m'ont donné des résultats identiques. Je n'en donnerai que quelques-unes.

Première expérience faite le 7 septembre 1856, à 8 heures 50 minutes du matin, sur le chemin de fer du Havre à Rouen, par un temps de brouillard et le vent du nord-ouest.

Le souterrain de Malaunay a une longueur de 2,200 mètres.

Durée du parcours, 2 minutes.

Le thermomètre marquait à l'entrée... 14 degrés.
— — à la sortie... 12
Différence..... 2 degrés.

Deuxième expérience faite le 21 juillet 1856, à 4 heures du soir, sous le même souterrain, en allant de Rouen au Havre : beau temps, vent du nord.

Durée du parcours, 1 minute 56 secondes.

Le thermomètre marquait à l'entrée... 28 degrés.
— — à la sortie... 18° 8/10
Différence..... 9° 2/10.

Troisième expérience faite le 8 septembre 1856, à 3 heures 50 minutes du soir, par un beau temps; vent du nord-ouest.

Le souterrain de Gaillon a une longueur de 1,700 mètres.

Durée du parcours, 2 minutes.

Le thermomètre marquait à l'entrée... 23° 1/2
— — à la sortie... 18
Différence..... 5° 1/2.

Quatrième expérience faite le même jour à 4 heures 17 minutes du soir.

Le souterrain de Rolleboise a une longueur de 2,642 mètres.

Durée du parcours, 3 minutes.

Le thermomètre marquait à l'entrée... 23° 1/2
— — à la sortie... 16
Différence..... 9° 1/2.

Cinquième expérience faite le 23 septembre 1856, à 3 heures 50 minutes du soir, sur le chemin de fer de Tours à Bordeaux, par un vent du sud très-fort et une pluie continuelle.

Le souterrain de Vivonne n'a que 700 mètres de parcours.

Durée du parcours, 1 minute.

Le thermomètre marquait à l'entrée... 13 degrés.
— — à la sortie... 13
Différence...... 0.

Ce souterrain est très-court et j'ignore pour quelle cause il ne fut parcouru qu'à petite vitesse.

En dehors on reprit la grande vitesse de l'express-train et le thermomètre descendit à 12 degrés.

On n'a donc pas toujours le froid le plus grand dans les traversées des souterrains; il faut encore tenir compte de la rapidité du convoi.

Il résulte toutefois d'un grand nombre d'observations que la plus grande différence de degrés à la sortie d'un tunnel est en raison de l'élévation de température extérieure, de la longueur du tunnel, du temps employé à le parcourir, de la vitesse du convoi et aussi de l'éloignement du souterrain et de la dernière gare.

Cette dernière assertion a besoin d'un mot d'explication.

Je suppose que le thermomètre marque 27 degrés en grande marche et à l'entrée du souterrain de Lisieux, par exemple, il ne donne plus que 18 degrés à la sortie et 33 en gare de Lisieux.

Si au contraire la station est éloignée et le train en bonne vitesse, le thermomètre reprendra son niveau de 27 degrés.

Dans le premier cas, les mécaniciens auront éprouvé un abaissement de 9 et une élévation de 15 degrés; dans le second cas, ils auront éprouvé un abaissement de 9 et une élévation de 9 degrés.

La hauteur des terres au-dessus de la voûte du souterrain, leur degré d'humidité, la direction du souterrain doivent encore influer sur l'abaissement plus ou moins grand de température que l'on obtiendra.

C'est ainsi que, dans une autre expérience faite sur le chemin d'Orléans à Vierzon, le 15 septembre 1856, le convoi pénétra à 8 heures 20 minutes du matin dans le souterrain de l'*Alouette*, qui a 1,235 mètres de longueur et vingt et un puits qui y laissent pénétrer l'air et la lumière.

La durée du parcours a été de 1 minute 58 secondes.

Le thermomètre marquait à l'entrée.... 14 degrés.
— — à la sortie.... 13
Différence..... 1 degré.

Avec cette longueur de tunnel on aurait obtenu ailleurs une différence beaucoup plus grande, mais cette exception provient de ce que ce tunnel était d'abord une tranchée. Comme les terres y glissaient toujours, on a construit un immense tube en maçonnerie pour protéger la voie, mais alors ce tube n'a plus au-dessus une épaisseur suffisante pour intercepter complétement l'influence de l'air extérieur. La chaleur et la lumière y pénètrent d'ailleurs facilement par les vingt et un puits qui ont été pratiqués dans la voûte.

Si donc les passages souterrains produisent sur les mécaniciens et les chauffeurs des impressions si pénibles par suite des variations brusques de température, on comprend que ces hommes seront moins fatigués sur des lignes où il n'en existe pas que sur celles où ils se succèdent sans interruption, comme sur celle de Tours à Bordeaux par exemple, où dans un espace de 47 kilomètres, compris entre Poitiers et Montmoreau, on traverse successivement quatre tunnels :

Le tunnel de Poitiers.....	320	mètres.
— Vivonne....	730	
— Ruffec......	900	
— Montmoreau.	1100	

On peut en dire autant de la ligne de l'Est où l'on trouve le souterrain de Rilly en allant à Rheims. Ce souterrain a 3,450 mètres; il est en rampe de 9 millimètres par mètre. On met 7 minutes pour le parcourir en montant et 5 minutes en descendant, parce que les règlements le prescrivent ainsi, afin d'éviter les accidents.

On trouve encore sur cette ligne le souterrain de Dettwiller, entre Saverne et Mommenheim, il a 4,700 mètres ; et enfin sept autres souterrains, entre Sarrebourg et Saverne, pour la traversée des Vosges.

Les plus longs tunnels construits jusqu'ici sur les chemins de fer français sont, après celui de Dettwiller : celui de Blaizy (Lyon), qui a 4,100 mètres, et celui de la Nerthe (Marseille à Avignon), qui a 4,620 mètres.

En Angleterre, celui de Scheffiel à Manchester a 4,800 mètres.

Lorsque les tunnels sont très-bas, comme celui de

Rive-de-Gier (ligne de Saint-Etienne), les mécaniciens et les chauffeurs sont obligés de se baisser derrière la locomotive pour être moins incommodés par la fumée et par le froid. Cette position leur est d'autant plus facile à prendre, que lorsqu'ils entrent sous un tunnel la voie doit être absolument libre et qu'ils n'ont plus à diriger leur machine.

Je n'ai parlé ici que des maladies internes qui peuvent atteindre les mécaniciens et les chauffeurs en traversant les tunnels; mais placés auprès du foyer ardent de la locomotive et jetés forcément près d'elle en cas de collision sous les tunnels, ils sont presque certains d'y être plus maltraités que sur les autres parties de la voie.

Les autres ouvrages d'art nécessités par le passage des routes, des rivières, des vallées, des villes, qui font partie de la construction d'une ligne de chemin de fer, comme les ponts, les viaducs, les gares, ont bien aussi leur influence sur la santé des mécaniciens et des chauffeurs.

Au passage des ponts et des viaducs, placés en avant du convoi et sur un point relativement élevé, ils sont bien plus exposés au froid pendant les mauvais temps et leur vie est bien plus compromise en cas de chute du pont ou du viaduc, de collision ou de déraillement. J'en fournirai des exemples trop nombreux, à la fin de ce travail, lorsque je parlerai des accidents.

Les mécaniciens et les chauffeurs souffrent beaucoup en été dans les gares découvertes, mais surtout dans celles qui sont couvertes. La température élevée qu'ils y éprouvent leur fait désirer d'y séjourner le moins longtemps possible et de respirer l'air toujours moins chaud du dehors.

Les mécaniciens et chauffeurs des trains de marchandises, obligés d'y rester plus longtemps pour le chargement et le déchargement des wagons, pour le garage des wagons qu'ils laissent et l'attelage de ceux qu'ils prennent, y souffrent bien plus que les mécaniciens et chauffeurs des trains de voyageurs, qui n'y restent habituellement que quelques minutes.

En hiver, au contraire, et dans la mauvaise saison, les gares couvertes leur paraissent très-agréables, parce qu'ils y sont à l'abri des injures du temps et surtout des vents froids ou humides et des brouillards.

DES COMBUSTIBLES.

Les combustibles par eux-mêmes ont peu d'action sur les mécaniciens et les chauffeurs ; cependant il est utile d'en parler, car ils occasionnent quelquefois des affections légères.

Les combustibles employés pour le chauffage des locomotives sont de différentes sortes. En France, pour les express-trains et les convois de voyageurs, on ne brûle guère que du coke fabriqué par des entrepreneurs spéciaux ou par les compagnies elles-mêmes. Le coke provenant de la distillation du gaz est trop léger et trop menu pour servir à la consommation des machines à vapeur. Le bon coke doit être riche en carbone et exempt de soufre et de cendre. On y mélange quelquefois des briquettes dont nous nous occuperons bientôt.

Le coke est mis sur le feu par le chauffeur sur l'ordre du mécanicien, qui doit tenir la chaîne de la porte du foyer pour refermer celle-ci pendant que le chauffeur charge sa pelle qui doit être bien remplie ; le coke doit être distribué bien également sur le foyer.

En Belgique et en Angleterre, notamment sur le chemin de Liverpool, le foyer de la locomotive est alimenté par du coke fabriqué par l'administration du rail-way.

En Silésie, dans le Hanovre, en Saxe et sur le littoral de la mer Baltique, on consomme du coke.

En France, on emploie presque exclusivement la houille pour les convois de marchandises. Ce combustible serait plus employé si sa fumée n'engorgeait pas les tubes plus promptement que le coke, car on obtient avec lui une chaleur beaucoup plus grande et une grande économie dans la dépense.

On emploie surtout pour les locomotives la ***houille demi-grasse à longue flamme.***

On fait en ce moment sur plusieurs de nos chemins de fer, et surtout sur les chemins du Nord et de l'Orléans, des essais tendant à substituer la houille crue au coke qui a alimenté exclusivement jusqu'ici les machines-locomotives. Entre autres appareils imaginés à cet effet, on se sert beaucoup des grilles à gradins de MM. Chobrzinski et de Marsilly, formées d'un certain nombre de barreaux plats et larges, étagés comme les marches d'un escalier, et empiétant légèrement les uns sur les autres jusqu'à la partie inférieure qui consiste en barreaux disposés à l'instar de ceux des foyers ordinaires. Le nombre des barreaux et leur écartement sont calculés suivant la pureté plus ou moins grande du combustible. L'emploi des grilles à gradins paraît donner les meilleurs résultats, quelle que soit la quantité du charbon mis en œuvre. Elles ne produisent pas sensiblement de fumée et permettent de réaliser une économie notable sur les frais de traction.

On est parvenu aussi à appliquer aux locomotives les doubles foyers de Beattie et Millholand.

Dans le foyer proprement dit, on brûle du coke; dans le foyer placé en arrière du premier, se place la houille, dont la fumée se brûle en traversant le foyer à coke. La consommation est de 5 kilogrammes par kilomètre, dont 2/3 en houille et 1/3 en coke.

La fumée noire de la houille, entraînée dans la cheminée, est souvent projetée sur tout le convoi, elle entre par les croisées et vient incommoder les voyageurs ; elle se rabat quelquefois dans des coups de vent sur le mécanicien et le chauffeur qui n'arrivent jamais à leur destination sans être méconnaissables. Ce serait donc déjà un grand progrès si l'on parvenait à la faire disparaître. Mais la houille a un autre inconvénient : c'est qu'elle renferme souvent des pyrites de fer ou de cuivre qui donnent alors, lorsqu'elles sont dans le foyer, un dégagement d'acide sulfureux tellement considérable qu'il occasionne des douleurs dans les yeux, de la toux et de l'oppression aux mécaniciens et aux chauffeurs. Ces derniers éprouvent surtout ces fâcheux effets lorsqu'ils piquent le feu aux stations pendant les temps d'arrêt.

J'ai vu un mécanicien employé pendant deux ans comme chauffeur sur des trains de marchandises, chez lequel l'emploi de certaines qualités de houille contenant beaucoup de ces pyrites développait l'éruption d'une grande quantité de boutons dans les narines et dans la barbe.

Le bois est fréquemment employé comme combustible sur les chemins de fer de l'Allemagne, en Bavière, en Autriche, en Prusse.

On y brûle des essences de bois résineux les plus répandues, quelquefois on y mêle des bois durs, on choisit alors les plus secs et les plus lourds ; ils sont plus chauds que les bois tendres et légers, car sous un même volume ils contiennent plus de matières combustibles.

Le bois de chêne (1), disent Grouvelle et Jaunez, est le moins avantageux, parce qu'il ne brûle pas franchement, et qu'au contraire, en se réduisant en charbon, il laisse un brasier considérable qui rougit, brûle les grilles et les portes de fourneau, et en interdit l'approche.

Le bois blanc fournit un feu qui se conduit plus facilement, mais il est trop vif, trop court, et la grille est trop promptement dégarnie.

Si on brûle du bois, on est obligé de donner au foyer beaucoup de profondeur et de le remplir de combustible.

On emploie avec avantage le sapin ou le hêtre bien secs.

Sur certaines lignes américaines on ne se sert que de bois comme combustible. Le bois dégrade les chaudières beaucoup moins que le coke, surtout beaucoup moins que le coke de la plupart des mines d'Allemagne, qui renferme une forte proportion de pyrites.

Le chauffage par le bois est bien plus pénible pour les chauffeurs, qui ont de la peine à suffire à l'activité de la combustion; il est même souvent nécessaire de mettre deux chauffeurs pour faire ce service.

La tourbe est peu employée à cause de son volume, et il ne serait pas possible de l'utiliser à cause de l'odeur

---

(1) *Guide du Chauffeur*, in-8°.

qu'elle donne en brûlant, si elle n'était d'abord épurée et comprimée.

En Amérique, on a employé l'anthracite comme chauffage des locomotives. Ce charbon ne produit pas de fumée.

En France, on vient d'essayer avec succès le mélange de l'anthracite et du coke. A l'aide de procédés simples, faciles, peu coûteux, l'anthracite la plus réfractaire devient un précieux combustible : alliée à la houille maigre, flambante, de Commentry, elle constitue 68 pour 100 de coke obtenu.

Avec des houilles grasses, collantes, des environs, cette proportion s'est élevée jusqu'à 84 pour 100. Les qualités de ce coke sont irréprochables.

La compagnie des chemins de fer de l'Ouest cherche à appliquer les cokes d'anthracite au chauffage des locomotives.

Les anthracites de Pensylvanie contiennent jusqu'à 88 pour 100 de carbone, mais ils ont d'ailleurs, comme ceux des autres provenances, le défaut énorme de se déliter au feu et d'empêcher l'arrivée de l'air dont il a cependant tant besoin pour brûler.

La lignite est peu employée sur les locomotives, parce qu'elle altère les chaudières, ce qu'on attribue surtout à l'abondance des pyrites qu'elle renferme; cependant on s'en sert en Bohême depuis 1850.

En Allemagne, on a fait des essais avec du coke ou de

la houille mélangés avec du bois, des tourteaux de colza, de la tourbe, etc.

En France, on fait encore un grand usage sur certains chemins, comme celui de l'Ouest par exemple, de briquettes qui paraissent fabriquées avec du goudron et de la poussière de houille que l'on mélange et que l'on moule.

Ces briquettes se détériorent par l'exposition à un grand soleil qui ramollit le goudron, les fait coller toutes ensemble et rend ensuite leur maniement difficile au moment de l'emploi.

En brûlant elles donnent une flamme bleuâtre, répandent une fumée épaisse, âcre, très-odorante, et assez semblable à celle du bitume en fusion que nous sentons chaque jour dans les rues de Paris.

Au chemin de l'Est, on a renoncé à l'usage de briquettes, parce que, par le temps sec, elles se mettent facilement en poussière, passent du foyer dans la boîte à fumée par les tubes, qu'elles s'y enflamment, brûlent alors les tôles et les tuyaux de conduite et d'échappement.

Certains mécaniciens et chauffeurs sont toujours incommodés lorsqu'ils se servent de ces briquettes, ils éprouvent de la céphalalgie et de la gêne dans la respiration ; mais elles ne peuvent guère être employées que pour les convois de marchandises, car elles donnent une odeur assez désagréable qui, s'échappant par la cheminée, se porte forcément sur le convoi et irait incommoder les voyageurs.

DES LOCOMOTIVES.

On donne le nom de *machine locomotive* ou simplement de *locomotive* à un ensemble de chaudière et de machine à vapeur, dont la force est appliquée à mettre en mouvement les roues des véhicules.

Blenkinsop construisit, en 1811, pour le chemin de fer de Middleton à Leeds, les premières locomotives qui aient fait un service régulier.

Une locomotive se compose de trois parties distinctes : la chaudière ou appareil de vaporisation, le mécanisme ou appareil moteur, et le véhicule comprenant le châssis, le support et les roues. Elle comprend en outre, comme accessoire, le tender ou magasin d'eau et de combustible, ordinairement séparé et attaché immédiatement à la suite de la locomotive.

Il n'entre pas dans mon sujet de donner la description de ces différentes parties, je n'ai besoin que de les indiquer, afin de faire comprendre comment telle ou telle construction de locomotive ou de son tender peut avoir d'influence sur la santé du mécanicien ou du chauffeur.

Les locomotives furent d'abord très-simples et peu nombreuses. On en modifia successivement les divers systèmes plutôt dans le but d'obtenir une plus grande régularité dans la marche, une force de traction plus considérable, une production plus grande de vapeur en économisant le combustible, que de ménager la santé de ceux chargés de les conduire.

Leur nombre était déjà de 1222 en 1854, et pour la France seulement ce nombre de locomotives se décomposait ainsi :

Machines	à voyageurs à roues indépendantes.	602
—	mixtes ou à 4 roues accouplées.....	210
—	à marchandises....................	389
—	de gare...........................	21
		1222

L'on arriverait certainement au chiffre de plus de 4000 si l'on comptait toutes celles qui circulent actuellement sur tous les chemins de fer.

Peu à peu on a modifié toutes les parties des locomotives, et les compagnies, tout en s'occupant des améliorations utiles au service, font journellement des efforts pour rendre aussi le travail des mécaniciens et des chauffeurs moins fatigant.

Les locomotives avaient, dans l'origine, des chaudières et un dôme très-élevés; mais comme on a remarqué qu'elles produisaient ainsi le balancement, on a construit les locomotives actuelles plus basses, ce qui expose davantage le mécanicien au courant d'air qui vient le frapper en avant; on a dû pour la même raison diminuer la hauteur des balustrades, aussi les mécaniciens sont-ils plus à découvert sur les côtés et plus incommodés : cet inconvénient existe moins dans les machines Crampton.

Certaines machines fatiguent beaucoup le mécanicien surtout et le chauffeur par leur peu de stabilité, ce qui donne lieu à des oscillations longitudinales ou transversales dans le sens vertical ou horizontal, et connues sous les noms de mouvement de galop, de roulis, de tangage et de lacets.

On remarque alors chez eux une fatigue beaucoup plus grande et du trouble réel dans les fonctions des voies digestives.

On a dû chercher à remédier à ces défauts qui nuisaient surtout à la sécurité du convoi et à sa vitesse. On est presque toujours parvenu à détruire ou à rendre à peu près insensible une partie de ces oscillations par un bon établissement de la voie et, en ce qui concerne la machine, par un parallélisme aussi exact que possible des essieux, une égalité parfaite des roues d'un même essieu, une répartition convenable de la charge sur les essieux et un écartement suffisant des essieux extrêmes. Ces oscillations se produisent encore par l'usure des roues motrices des machines qui cessent d'être rondes par le frottement. Cette usure arrive d'autant plus vite que la machine fait un plus long service ; on peut compter qu'elle fait en moyenne un travail journalier de 100 kilomètres à grande vitesse, et de 50 kilomètres pour les marchandises.

En ne confiant une locomotive qu'à un seul mécanicien par jour, comme il convient de le faire généralement, l'activité journalière d'une machine est limitée au temps moyen du travail du machiniste, soit 10 heures environ, et l'on estime qu'une machine peut faire 20,000 kilomètres sans avoir besoin d'une première réparation ; on donne successivement trois rafraîchissages aux roues motrices, et lorsqu'elles ont parcouru 45,000 kilomètres, on les met ordinairement au rebut.

Les roues de support des machines s'usent un peu moins vite, elles supportent aussi trois rafraîchissages et ne sont mises au rebut que lorsqu'elles ont fait 50,000 kilomètres environ.

Au reste, les mécaniciens se plaignent moins de ces inconvénients que de la dureté de certaines machines qui cause une trépidation considérable et imprime à tout le corps des secousses rapprochées et répétées pendant tout le trajet.

Je reviendrai, dans un chapitre spécial, sur les effets remarquables de cette trépidation et sur les moyens employés pour y remédier.

Les machines les plus dures sont celles qui à la roue d'arrière n'ont qu'un seul ressort. Ce sont particulièrement celles du système Cavé, mixtes Desrone et Crampton ; ces dernières ont un plus grand développement des roues qui accomplissent néanmoins dans le même espace de temps leur mouvement de rotation; avec ces machines on peut faire 100 kilomètres à l'heure.

On emploie les machines à roues couplées pour surmonter les fortes rampes et remorquer de lourds convois.

Sur le chemin de fer d'Orléans on emploie surtout les machines de M. Polonceau. Elles adhèrent bien à la voie, mais elles sont un peu plus dures.

Sur le chemin de fer de l'Est on emploie généralement les machines Desrone et Cail pour les trains de voyageurs, et les machines Kœchlin et Ce pour les trains de marchandises.

En 1853, on a construit, en Angleterre, des machines de M. M'Connel, ingénieur, lesquelles sont destinées à remorquer les trains express du Nord-Western et à rivaliser de vitesse avec ceux du Great-Western. On doit marcher à une vitesse moyenne de 70 kilomètres à l'heure et aller même jusqu'à 92 kilomètres. Pour gravir les rampes de 25 millimètres du Séméring et pour parcourir les rampes multipliées de 190 à 285 mètres de rayon, M. Engerth a construit une machine-tender à dix roues couplées qui on une grande adhérence sur les voies et partant une grande puissance.

On vient d'inaugurer, sur la ligne de Baltimore à l'Ohio, une locomotive d'un nouveau modèle en même temps que de dimensions colossales. Une des particularités les plus remarquables qu'elle offre, c'est que le mécanicien se tient à l'avant ; elle est montée sur douze roues et pèse 33 tonnes. Le but de la compagnie est d'essayer si, avec une machine de cette force, un convoi de six voitures pourra conserver une vitesse de 25 milles à l'heure, en franchissant les nombreuses pentes de cette route, dont quelques-unes ont jusqu'à 117 pieds de montée par mille.

Il est évident que ces différentes constructions de machines influeront peut-être sur la santé du mécanicien et du chauffeur, car si déjà on remarque certaines modifications imprimées à la respiration dans les trains express, ces modifications devront être plus grandes avec une si grande augmentation de vitesse.

Si d'un autre côté le mécanicien était placé à l'avant de la machine au lieu d'être à l'arrière, il y aurait sans doute là aussi quelques remarques curieuses à faire.

Jusqu'à présent je n'ai considéré que la position d'un seul mécanicien ou chauffeur, parce qu'ordinairement on ne met qu'une seule locomotive ; mais la position d'un second mécanicien ou chauffeur sur une deuxième locomotive attelée derrière la première ou à la queue du convoi comme machine de renfort, est bien plus pénible que celle du mécanicien ou du chauffeur de l'avant.

Les seconds, surtout lorsqu'ils sont placés en arrière, reçoivent tout ce qui s'échappe de la première locomotive, comme la poussière de coke, la fumée, la poussière soulevée par le convoi, et en sont très-incommodés.

Quoique ces sortes d'attelages soient rares, on les voit quelquefois exceptionnellement en France pour conduire les trains trop lourds pour une seule locomotive, ou lorsque les machines patinent par suite de brouillard ou du verglas.

Ils sont toujours employés comme machines de renfort sur certains chemins à grandes pentes, comme celui de Croydon, de Manchester, d'Orléans, etc.

La *Gazette des hôpitaux*, dans un spirituel feuilleton, a flagellé, en 1846, les administrations des chemins de fer à l'époque où elles avaient établi les wagons à découvert, où les voyageurs se trouvaient exposés sans protection aux ardeurs du soleil, aux risques du froid, aux inconvénients de la pluie et des orages, et contractaient toutes les maladies que peuvent causer les intempéries des saisons.

Elle disait que les associations médicales du Haut-Rhin et du Bas-Rhin avaient appelé l'attention de l'autorité sur les maladies diverses que les médecins ont observées à la suite de ces voyages pernicieux et que le peuple avait qualifiées de *maladies des chemins de fer*. Depuis, ces wagons ont été couverts, il ne reste donc plus dans le convoi que deux personnes exposées aux injures du temps ; ce sont le mécanicien et le chauffeur. Quelques tentatives ont été faites pour chercher aussi à les préserver, en construisant une cabane vitrée sur la plate-forme de la locomotive, mais on a été obligé de la supprimer en France, parce qu'elle masquait trop les sons extérieurs et qu'on aurait été ainsi obligé de renoncer aux signaux acoustiques employés dans quelques cas. Quoi qu'il en soit, ce système est encore généralement employé aux Etats-Unis.

Comme modification à cette première idée, je propose de placer, *seulement sur la partie postérieure de la chaudière*, un cadre vitré qui servirait d'écran. Il serait surmonté d'un petit toit, disposé en pente du côté de la machine, pour protéger de la pluie le mécanicien immobile à son poste. Ce toit serait en bois, et non en zinc ou en tôle, pour éviter le bruit assourdissant de la pluie et de la grêle. L'écran ainsi couvert est représenté dans la figure ci-jointe.

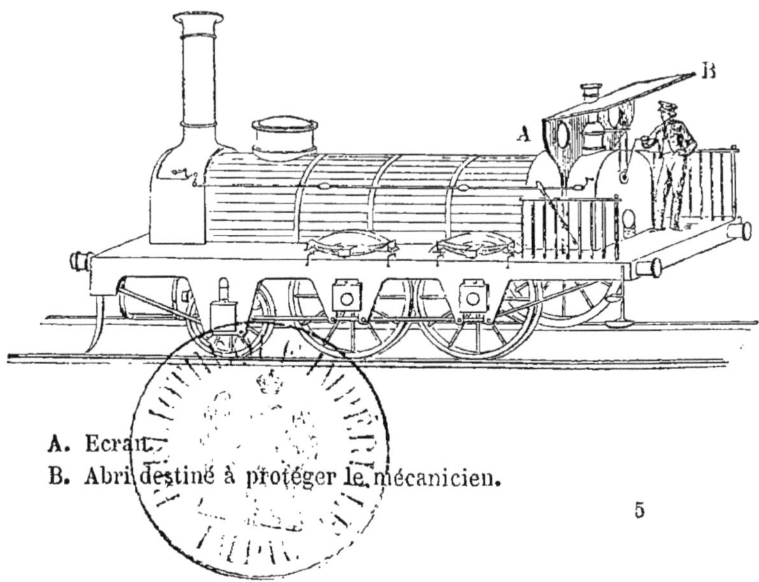

A. Ecran.
B. Abri destiné à protéger le mécanicien.

C'est sur la locomotive et à la portée de la main du mécanicien que se trouve le levier de marche destiné à mettre le convoi en mouvement ou à l'arrêter.

Ce levier est ordinairement facile à manœuvrer, mais quelquefois cependant il est très-dur à relever et offre une telle résistance, surtout dans les machines Crampton, que le mécanicien est obligé de s'arc-bouter contre le tender et d'appeler le chauffeur à son aide ; la pression est quelquefois si forte que l'on est obligé de fermer le régulateur.

Dans les efforts extraordinaires de cette lutte, on a vu arriver des hernies, des points de côté, et même la rupture de quelques fibres musculaires ; il est donc de l'intérêt des constructeurs d'améliorer cette partie essentielle de la machine et d'en rendre la manœuvre douce et facile.

Le tender est l'accessoire obligé de la locomotive, c'est sur lui que l'on place le réservoir d'eau, le combustible, l'outillage, et c'est là que se tient le chauffeur. Le tender peut être plus ou moins bien suspendu et donner des secousses plus ou moins fortes au chauffeur qui en éprouve du reste d'assez notables lorsqu'il reste accidentellement sur le tablier en tôle qui sert de pont pour cacher l'écartement qui existe entre la locomotive et le tender.

«Les causes d'accident les plus habituelles, dit le rapport de M. de Boureuille (1), peuvent se ramener toutes

---

(1) *Bulletin de la Société d'Encouragement*, t. XLV, p. 276.

à une seule, à un arrêt brusque produit, soit par un obstacle contre lequel le remorqueur vient heurter, soit par une rupture d'essieu, soit par un déraillement. »

Ce qui augmente les dangers des chocs et des arrêts brusques, c'est surtout la vitesse dont les convois sont animés; l'on doit donc, pour les prévenir ou pour en atténuer les effets, chercher les moyens les plus propres à en arrêter la vitesse. C'est dans ce but que l'on se sert de freins ou machines à enrayer, qui agissent par pression sur la jante des roues d'une ou plusieurs voitures du convoi et qui, en substituant ainsi un frottement de glissement à un frottement de roulement, tendent à diminuer la vitesse de la marche.

C'est aussi sur le tender que l'on établit un des freins. Ce frein est manœuvré par le chauffeur.

Il est horizontal, ou vertical, ou oblique.

Considéré seulement au point de vue de l'hygiène, le frein horizontal est plus doux et plus facile à manœuvrer, c'est le plus employé.

Le frein vertical jouit aussi d'une grande faveur parce qu'il serre mieux; mais, comme il tend un peu à se desserrer, il ne permet pas aux chauffeurs de l'abandonner; il est certainement plus fatigant, car il demande plus d'efforts dans les épaules et dans les muscles de la poitrine. Le frein oblique est peu employé, il demande plus d'efforts et dans une position plus gênée.

Pour éviter ces inconvénients on a essayé, en 1856,

et recommandé aux compagnies un frein automoteur inventé par M. Guérin, Ingénieur civil ; ce frein met les moyens d'arrêt à la disposition des mécaniciens, il est simple, ne modifie nullement le mode d'attelage des wagons et laisse les freins indépendants les uns des autres, au lieu d'établir entre eux une solidarité qui les exposerait à manquer tous à la fois.

Cet appareil se prête parfaitement à l'application d'une force retardatrice, dont l'intensité varie à volonté; il est supérieur aux autres freins par sa simplicité, par la certitude de son action, en un mot par l'ensemble des qualités pratiques.

Ce frein automoteur, qui serre seul sans l'intervention du chauffeur, est encore peu employé et seulement pour quelques wagons de marchandises.

La force des freins doit être calculée de manière à proportionner la puissance des moyens d'arrêt à la force imprimée au convoi, à son poids et à l'impulsion produite par les pentes.

Outre le frein placé sur le tender, il y en a d'autres situés sur des wagons distancés dans la longueur du convoi, en tête, en queue et vers le milieu. Ils doivent être à peu près répartis également. On en place trois pour tout train de voyageurs de douze voitures et au-dessous, non compris celui du tender. Il est, en outre, ajouté un frein supplémentaire par chaque accroissement de six voitures. Ces freins sont manœuvrés par des garde-freins spéciaux. On en exige un moindre nombre sur les trains de marchandises, parce que leur vitesse est plus petite et qu'on les arrête plus facilement.

Les fortes rampes, admises pour l'exécution de plusieurs nouvelles lignes, devront appeler l'attention des Ingénieurs sur le mécanisme, la puissance, le nombre, la distribution des freins, afin que les chauffeurs ou conducteurs puissent les manœuvrer facilement et avec sécurité pour eux et pour le convoi, qu'il faut pouvoir arrêter absolument et promptement dans certains moments donnés.

En Bavière, on se sert d'un frein à transmission de mouvement qui n'exige qu'un personnel très-restreint, s'applique à toutes les circonstances de profil et procure, sur des rampes de 0,025, une sécurité complète.

Dans la grande rampe d'Ans à Liége, dont l'inclinaison est de trois centimètres par mètre, on exige deux freins supplémentaires de très-forte puissance (système Laignel) à pression sur la voie, outre ceux qui accompagnent d'ordinaire les trains.

Depuis quelques années, on a réuni en un seul appareil la locomotive et le tender et on lui donne le nom de *machine-tender*. Cette nouvelle machine paraît devoir mieux protéger les mécaniciens et les chauffeurs contre les accidents de choc principalement.

DE LA VITESSE.

La vitesse du convoi doit être prise en considération, parce qu'elle peut avoir une grande influence sur la santé des mécaniciens et des chauffeurs. Si, en effet, on parvenait à établir qu'avec une vitesse trop considérable la respiration se trouve gênée, qu'il y a impossibilité de soutenir longtemps une pareille épreuve, que les chances de danger augmentent avec la vitesse, il serait inutile et imprudent de chercher à obtenir une rapidité plus grande que celle admise aujourd'hui. Il y a, en France comme à l'étranger, des différences de vitesse, et on n'a pas pu fixer un maximum applicable à tous les chemins de fer, car on doit reconnaître que telle vitesse qui serait sans inconvénient pour un chemin à pentes faibles, à courbes d'un grand rayon, serait, au contraire, très-dangereuse sur un chemin à fortes pentes, avec des courbes à faibles rayons, et surtout s'il devait être parcouru habituellement par des convois pesants.

Les pentes ont une grande influence sur la vitesse des parcours, il en résulte que, dans les pays plats, la vitesse sera plus grande et pourra être portée beaucoup plus loin que dans les pays accidentés, où les pentes seront plus fortes.

En effet, dans ces derniers pays, si l'on suppose une

machine dont la vitesse est connue, sur niveau avec sa charge maximum, il y aura nécessairement diminution de vitesse pendant l'ascension, si on lui laisse la même charge; mais cette diminution de vitesse, au lieu d'être fixe comme celle de la charge pour une inclinaison donnée, dépendra de la longueur de la pente et ira croissant avec cette longueur.

Il suit de là que, dans les rampes un peu roides, la machine franchira avec toute sa charge en ralentissant sa vitesse, ou empruntera le secours momentané d'une machine de renfort, laquelle équivaut en réalité à une réduction de charge.

Dans les pays accidentés, pour éviter les tunnels, les viaducs, etc., destinés à mettre autant que possible de niveau le sol du chemin, on contourne souvent les montagnes avec des rampes plus ou moins fortes, et les mécaniciens sont alors exposés à des courants ou des différences de température considérables, suivant que le convoi est au nord ou au midi de la montagne. Cette vitesse devient quelquefois exagérée dans la contre-pente, dont la déclivité sert de moteur gratuit.

« La hauteur des rampes n'est cependant pas toujours, dit Lobel (1), un obstacle complet à la vitesse du convoi, car la pesanteur est quelquefois utilisée pour contrebalancer les effets de la pente. Cet effet est très-

---

(1) *Chemins de fer français.*

sensible sur le plan incliné du chemin de Dusseldorf à Eberfeld, dans la Prusse rhénane. La longueur de ce plan est de 2,330 mètres, la pente est de 3 millièmes. Les heures de départ ont été disposées de telle manière que les deux convois, partis des deux points extrêmes du chemin et destinés à faire contre-poids, arrivent simultanément l'un au pied, l'autre au sommet du plan. Le premier arrivé s'attache à la corde et signale sa présence au garde placé à l'autre extrémité du plan ; le convoi venant en sens contraire s'attache également à l'autre extrémité. Alors le train resté au sommet du plan se met en marche, locomotive en tête et tirant la corde derrière lui. Des que la corde est tendue, le convoi placé au pied met aussi sa locomotive en mouvement et les deux trains franchissent alors la distance avec une vitesse de 16 à 18 kilomètres à l'heure. »

Avec une vitesse de plus de 40 à 50 kilomètres à l'heure, on expose les mécaniciens et les chauffeurs à des accidents. Avec une plus grande vitesse, il leur devient excessivement difficile de se rendre maîtres de leur convoi, les machines sont en quelque sorte entraînées par la vitesse acquise.

Il y a bien plus de danger encore dans les trains à grande vitesse, soit à cause des effets terribles des chocs, des déraillements plus fréquents, de l'instantanéité avec laquelle apparaissent les obstacles, et de la difficulté de les éviter à temps ; soit encore à cause de la fatigue morale éprouvée par le mécanicien et de la tension d'esprit exigée pour la surveillance beaucoup plus considérable de sa machine et de son convoi.

La rapidité du mouvement disloque d'ailleurs la machine, donne à la combustion une si grande intensité que les parois de la chaudière se détériorent promptement, les barreaux du foyer se brûlent et exigent un remplacement plus fréquent.

Quant au convoi auquel on veut imprimer une grande rapidité, il offre moins de sécurité s'il se compose d'un petit nombre de voitures au lieu d'un grand nombre. Les oscillations latérales et la chance des accidents auxquels elles peuvent donner lieu sont diminuées dans le dernier cas. Aussi, dans certains trains spéciaux et rapides, a-t-on le soin d'ajouter plus de voitures qu'il n'est nécessaire ; mais cette addition même demande une plus grande surveillance de la part du mécanicien.

En France, la vitesse des convois de voyageurs est de 32 à 48 kilomètres. C'est la rapidité ordinaire des chevaux de course. Cependant, sur le chemin de Paris à Amiens, elle est de 57 1/2 ; de Paris à Calais, 55 1/2. Ceux de marchandises, de 16 à 24 kilomètres.

En Belgique, la vitesse varie de 32 à 40 kilomètres ; la pente maxima est de 0,0035.

Sur le chemin de fer de Hanovre à Brunswick, la vitesse en marche est fixée, au maximum, à 45 kilomètres, et au minimum à 32, pour les trains de voyageurs pendant le jour.

En Allemagne, la vitesse des convois de voyageurs est de 30 à 47, ceux de marchandises de 24 à 31.

Les règlements défendent aux convois de voyageurs de mettre moins de 12 minutes à faire un mille géographique.

En Angleterre, la vitesse des convois de voyageurs est de 28 à 40 kilomètres.

Les jours fériés, où l'on fait des trains à bon marché et où il y a encombrement de voyageurs, on ne dépasse pas 12 à 15 kilomètres à l'heure.

Le train des malles est de 40 à 44 kilomètres.

Sur le chemin de Manchester on règle les convois de voyageurs à 45 kilomètres ; ceux de marchandises, de 16 à 20 kilomètres.

Sur le chemin de Londres à :

Bristol........................	69 à 71 kilom.
Exeter........................	55 à 66
Douvres........................	56
Lincoln........................	65
York........................	60 1/2
Birmingham........................	62
Edimbourg........................	54

Sur le Great-Western, la vitesse moyenne est de

26 milles, soit 42 kilomètres à l'heure, arrêts compris. La vitesse des express-trains est de 43 milles, soit 68 kilomètres à l'heure, arrêts compris. Cette vitesse, déjà considérable et dangereuse, comme je l'ai démontré, pour le mécanicien et le chauffeur, on ne la trouve pas encore assez considérable et on cherche à l'augmenter, sans calculer si on trouvera des hommes capables de conduire les locomotives.

Pour atteindre ce but, on a augmenté le diamètre des roues. Ainsi, en 1847, M. Brunel construisait à Swindon des machines, dont les roues avaient 8 pieds de diamètre, avec lesquelles il se proposait de franchir la distance entre Londres et Exeter (193 milles ou 309 kilomètres) en 3 heures 1/2 au lieu de 4 heures 1/2, comme le fait l'express-train.

On a bien compris que, pour une pareille vitesse, il fallait s'attacher à donner plus de stabilité à la machine en lui donnant plus de base, c'est-à-dire en élargissant la voie, qui a ordinairement 1 mètre 44 centimètres. On pense que la vitesse sera ainsi augmentée d'un sixième. Sur le seul chemin de Gand à Anvers, en Belgique, la la voie n'a que 1 mètre 10 centimètres d'écartement entre les rails, et cependant les wagons sont fort grands.

L'élargissement de la voie a pour conséquence 1° d'accroître les dimensions de la machine et conséquemment sa puissance, 2° de permettre l'agrandissement du diamètre des roues, en conservant la même stabilité latérale, enfin 3° la possibilité d'abaisser le centre de gravité des diligences et des wagons. C'est donc en vue d'augmenter la vitesse que l'on a porté la largeur de la voie à 1 mètre 52 centimètres sur le chemin de Londres à Yarmouth.

Cette disposition a été suivie et même passée sur d'autres chemins plus récents, car on a donné 1 mètre 83 centimètres à la voie du chemin de Saint-Pétersbourg à Zarskoë-Selo (Russie), chemin qui n'a que 24 kilomètres, et 1 mètre 93 centimètres à un chemin construit en Hollande. Enfin et très-exceptionnellement, sur le Great-Western railway, ligne de Londres à Bristol, il y a 2 mètres 16 centimètres d'écartement; les rails reposent non sur des traverses, mais sur des longrines ou même sur le sol par un large empatement. Sur ce chemin, les locomotives sont d'une extrême puissance et les voitures très-vastes. Les roues des locomotives de ce chemin, qui avaient originairement 3 mètres, ont été réduites à 2 mètres 74 centimètres, et enfin à 2 mètres 44 centimètres.

On a vu cependant quelquefois dépasser cette vitesse indiquée plus haut avec de simples locomotives ordinaires. Ainsi, dans des expériences faites en Angleterre et rapportées par M. de Pambour (1), on a fait

(1) *Comptes rendus des séances de l'Académie des Sciences*, t. IX, p. 278.

avec une seule locomotive 45 milles ou 18 lieues à l'heure pendant 7 à 8 minutes. On a marché avec une vitesse de 19 lieues 1/3 pendant 3 ou 4 milles, et avec une vitesse de 22 lieues 1/3 pendant 2 milles.

Le chemin de fer du North-Western a même été témoin, le 20 janvier 1847, de la vitesse la plus extraordinaire d'un convoi. Le discours de la reine a été transporté par une locomotive à quatre roues et son tender, de la station d'Easton à Dublin, treize heures après avoir été prononcé. Les 40 premiers milles ont été parcourus à raison de 60 milles (96 kilomètres) à l'heure.

A compter du 1er janvier 1853, tous les express-trains de ce chemin devaient atteindre la vitesse de 92 kilomètres à l'heure; on obtient ce résultat au moyen des nouvelles machines de M. Mac Connell. On observe ici des cylindres intérieurs, une chaudière courte, une grande surface de grille, un foyer d'une énorme capacité et d'une forme nouvelle, un poids total peu considérable réparti sur les roues d'avant et du milieu, laissant les roues d'arrière peu chargées et disposées pour ne pas contrarier le mouvement de la machine dans les courbes et ne pas fatiguer les rails.

Le diamètre des roues motrices est de 2 mètres 28 centimètres, et la course du piston de 60 centimètres environ.

Sur les chemins américains, la vitesse est variable suivant la construction de la voie et ses dangers.

Ainsi, d'Albany à Schenectady, on fait 24 kilomètres à l'heure; de Schenectady à Utica, 32 kilomètres.

Dirigées par leur seul intérêt et sans surveillance de la part des autorités, les compagnies américaines construisent des chemins et y transportent des voyageurs quand et comme elles peuvent.

A cette occasion, je veux laisser parler M. Figuier dans le feuilleton de la *Presse* du 19 juillet 1856 :

« On vient de créer un chemin de fer traversant l'isthme de Panama, en attendant la construction d'un canal maritime.

» Les Américains ont construit ce chemin de fer avec leur audace accoutumée, marchant, la boussole à la main, d'un océan à l'autre, comblant des marécages, détournant des rivières, traversant des torrents, contournant des montagnes, montant, descendant, serpentant, mais allant toujours tout droit devant eux jusqu'à ce qu'un jour les sifflements de la locomotive aient retenti dans des parages où l'on n'avait jamais entendu que les chants des oiseaux et les hurlements des animaux sauvages.

» C'est ce qui vient de se passer à la jonction des deux parties du continent américain, et maintenant des milliers de voyageurs font en quatre heures un trajet qui demandait naguère plusieurs jours.

» Mais, quel chemin de fer! Ce qui étonne, ce n'est pas les voyageurs qui le parcourent, car les voyageurs, une fois embarqués, sont bien obligés de s'abandonner à la grâce de Dieu ; mais ce qui a droit de surprendre, c'est que l'on puisse trouver des ingénieurs, des conducteurs, des employés, qui, pour un salaire quelconque, consentent à s'exposer tous les jours à de pareils dangers. On frémit lorsqu'on voit les rails sur lesquels on glisse supportés, à des hauteurs prodigieuses, par des échafaudages à peine étayés et reposant sur un sol mobile que les pluies torrentielles creusent et menacent d'entraîner. J'ai vu, dit l'auteur de ce récit, dans certains points où l'on était suspendu sur l'abîme, sans protection, sans garde-fous, le niveau des rails détruit par l'affaissement d'un des côtés du talus et des échafaudages et les wagons rouler sur des plans en pente, où le moindre caillou déposé sur la voie aurait suffi pour faire perdre un équilibre déjà fortement compromis et faire tout disparaître dans d'affreux précipices.

» Je m'étais placé sur la plate-forme, en arrière du dernier wagon, prêt à sauter dans le vide et à y rouler pour mon propre compte si le wagon avait fait la culbute. Heureusement les conducteurs du train sont fort prudents, ce qui est beau pour des Américains. Ils vont très-doucement, font à peine dix à douze milles à l'heure, serrent les freins à chaque instant et prennent toutes les précautions possibles, ce qui n'a pas empêché, il y a une quinzaine de jours, un de ces ponts du diable de s'enfoncer sous le poids d'une locomotive que nous avons vue gisant dans l'abîme. La circulation a été rétablie tant bien que mal, et tout a repris son cours comme auparavant.

» Il est juste pourtant d'ajouter que la compagnie a toujours sous la main une armée de nègres et d'Indiens, qui travaillent sur toute la ligne pour consolider les échafaudages, élever des remblais, et qui finiront par améliorer beaucoup cette voie et la rendre à peu près exempte de dangers. »

La vitesse réglementaire ou habituelle des trains peut être sensiblement augmentée, à la descente des plans inclinés, qui sont quelquefois assez nombreux et assez forts sur certaines lignes.

Les plans inclinés du chemin de fer de Liverpool sont au nombre de trois, l'un à l'entrée de Liverpool, pratiqué dans un tunnel de 1,500 mètres de longueur et dont la pente est de 2 centimètres; les deux autres, affectés à la montée et à la descente du Rain-hill, ont une longueur de 2,408 mètres chacun et une inclinaison de 0,011.

Le chemin de fer de Saint-Etienne à Lyon, entre Rive-de-Gier et Saint-Etienne, est tracé suivant une pente continue de 0,014.

Le chemin de fer de Roanne à Saint-Etienne a plusieurs pentes, entre autres une de 4 centimètres sur une longueur de 2,230 mètres.

Les plans inclinés des Etats-Unis ont souvent des pentes de 16 centimètres.

Si les Ingénieurs doivent éviter les constructions de machines à vitesse excessive ou les plans inclinés qui y suppléent, ils ont dû aussi chercher à empêcher certains mécaniciens en retard d'augmenter hors de mesure la vitesse de leur locomotive. A cet effet, on a inventé plusieurs appareils et entre autres le tachomètre de M. Daniel.

Au moyen de dispositions mécaniques assez simples, un crayon, recevant son mouvement du convoi, marque sur un carton, convenablement divisé, les vitesses que reçoit le train pendant tout le cours de son trajet, et donne aux Chefs de service une connaissance parfaite de la manière dont le mécanicien a conduit son train. Les ralentissements comme les accélérations de vitesse sont enregistrés fidèlement.

M. Charles Leschener avait proposé à la Société d'Encouragement, en 1846, l'emploi d'un indicateur construit de manière que, dans les cas où la vitesse prescrite est dépassée, le régulateur fait fonctionner un sifflet qui avertit le conducteur.

Pour terminer ce que j'ai à dire sur la vitesse et ses effets, il ne me reste plus qu'à parler d'effets analogues produits par le croisement des trains. Lorsque deux trains se croisent sans que les mécaniciens se soient aperçus, au détour d'une courbe par exemple, ils éprouvent un saisissement particulier, un effet de pression sur la poitrine exactement comme s'ils marchaient à grande vitesse. Quelques-uns éprouvent une sensation de froid assez notable et un refoulement, surtout si le train passe sur la voie la plus rapprochée de celle qu'ils parcourent.

Dans certains cas, le passage d'un train soulève une poussière assez considérable dont ils se trouvent enveloppés. Mais ces différents effets ne paraissent pas avoir d'influence notable sur la santé des mécaniciens et des chauffeurs.

DES SAISONS ET DE LA TEMPÉRATURE.

On ne peut contester l'influence des saisons sur la circulation en chemins de fer. On voit, en effet, en examinant les relevés des chiffres de voyageurs sur toutes les lignes et même sur les lignes russes et allemandes, que, pour une même ligne exploitée, les mois de décembre et de janvier sont ceux où le chiffre des voyageurs est le plus petit. Le nombre croît dans les deux sens, mais d'une manière assez lente, jusqu'en septembre d'une part, et mai d'une autre. C'est dans la période des mois ainsi circonscrite que la circulation atteint le maximum des mois de juillet et août.

Sous le rapport des saisons, on remarque donc aussi que le service des mécaniciens et des chauffeurs doit être plus actif et plus long en été qu'en hiver, parce que le nombre croissant des voyageurs force d'augmenter le nombre des convois.

En hiver, le service est généralement plus rude à cause des influences atmosphériques, auxquelles ils sont très-sensibles lorsqu'ils commencent à monter sur les locomotives, mais contre lesquelles ils s'endurcissent et dont ils ressentent alors beaucoup moins les effets.

Il y a des variations de température très-brusques et qui n'ont encore été étudiées par personne, ce sont celles qui arrivent pendant le temps du parcours, dans des contrées différentes. Ces parcours ne s'éloignent pas généralement de plus de 240 kilomètres du point de départ, car la route se trouve divisée en sections et ces différentes sections ont chacune leurs locomotives et leurs mécaniciens, mais, encore dans cette distance, il y a des variations sur lesquelles personne, avant moi, n'a encore cherché à fixer l'attention.

J'ai fait sur différents chemins de fer, et notamment sur celui de l'Ouest, avec l'assistance du Médecin en chef de la ligne, mon confrère et ami le docteur Giboin, et sur les lignes d'Orléans, de nombreuses expériences thermométriques qui m'ont donné des résultats assez analogues.

Je ne rapporterai ici que trois de ces expériences faites dans des conditions différentes :

La 1re par le soleil et par la température la plus chaude de l'année (train omnibus); la 2e par le brouillard (train omnibus) ; la 3e par un temps d'orage (express-train).

PREMIÈRE EXPÉRIENCE.

Le 3 août 1856, le vent étant du nord-est, le temps superbe et sans nuage, je prends le train omnibus de 7 heures du matin allant de Caen à Paris, je me place dans la première voiture et dans le coupé, c'est-à-dire aussi rapproché que possible du mécanicien et du chauffeur.

Le thermomètre placé au dehors donne 22 degrés centigrades à l'ombre et 23 au soleil, et le convoi part.

Le thermomètre est ensuite toujours placé au soleil et en dehors du wagon, la boule tournée vers la tête du convoi, afin de le mettre dans une position identique à celle des conducteurs de la locomotive.

A 7 heures 37 minutes, à Mézidon, 24 degrés au soleil et au repos en gare découverte.

A 7 heures 47 minutes, à Mesnil-Mauger, 26 degrés 5/10 en gare; en marche, 26.

A 8 heures 10 minutes, avant d'arriver à Lisieux, on entre sous le souterrain de Lamothe, qui a 2,800 mètres de longueur : temps du parcours, 3 minutes 20 secondes; à la sortie, 17 degrés 5/10; différence de l'entrée avec la sortie, 8 degrés 5/10.

A 8 heures 22 minutes, en gare de Lisieux, 30 degrés.

A 9 heures, entre Saint-Mards-Orbec et Bernay, 27 degrés en pleine marche.

A 9 heures 11 minutes, en gare découverte et au repos, 35 degrés.

A 9 heures 20 minutes, en marche, 32 degrés.

A 9 heures 52 minutes, à Romilly et en marche, 30 degrés 5/10.

A 10 heures 10 minutes, à Conches, en gare, 33 degrés.

Aussitôt que le train quitte la station, il entre sous le petit souterrain de Conches, qui a 300 mètres de longueur, que l'on passe en 1 minute ; à la sortie, 32 degrés.

A 10 heures 50 minutes, à Evreux, en marche, 32 degrés.

A 11 heures 10 minutes, à Boisset-Pacy, en gare, 33 degrés.

A 11 heures 30 minutes, à Bueil, en gare, 40 degrés.

A 11 heures 35 minutes, à Bueil, en marche, 34 degrés.

A 11 heures 45 minutes, à Breval, en marche, 32 degrés 5/10.

On entre sous le souterrain de Mauvoison, qui a 800 mètres de longueur, et on y reste 55 secondes; à la sortie, 27 degrés 1/2; différence, 5 degrés.

A 12 heures 10 minutes, entre Mantes et Epone, en marche, 36 degrés.

A 12 heures 40 minutes, entre Epone et Meulan, en marche, 37 degrés 5/10.

A 12 heures 44 minutes, à Meulan, en gare, 40 degrés.

A 1 heure 15 minutes, à Maisons, en gare, 44 degrés.

A 1 heure 20 minutes, entre Poissy et Conflans, en marche, 37 degrés.

Le train arrive à Paris à 1 heure 30 minutes.

Plus on marche vite, plus il y a abaissement de la température, et plus il y a de différence avec l'observation faite au repos et en gare.

Ainsi les mécaniciens et chauffeurs partis de Caen à 7 heures du matin avec une température de 23 degrés, sont arrivés, dans un trajet de 240 kilomètres qui dure 6 heures 1/2, à éprouver 44 degrés de chaleur après des alternations diverses et quelquefois très-brusques, qui ont abaissé le thermomètre à 17 degrés 5/10.

DEUXIÈME EXPÉRIENCE.

Le 7 septembre 1856, le vent étant du nord-ouest, le temps couvert par du brouillard, je prends le train omnibus de 7 heures du matin allant du Havre à Rouen, je me place dans le premier compartiment de la première voiture.

Le thermomètre, en gare couverte du Havre, marquait 14 degrés.

A 7 heures 15 minutes, entre Harfleur et le Havre, 13 degrés.

A 7 heures 30 minutes, entre Harfleur et Saint-Romain, 12 degrés.

A 7 heures 55 minutes, à Beuzeville, en gare, 12 degrés 5/10.

A 8 heures 15 minutes, entre Bolbec et Alvimare, 12 degrés.

A 8 heures 38 minutes, entre Alvimare et Yvetot, 12 degrés 5/10.

A 8 heures 30 minutes, à Yvetot, en gare, 13 degrés.

A 8 heures 50 minutes, entre Motteville et Pavilly, 13 degrés.

A 8 heures 55 minutes, à Barentin, en gare découverte, 14 degrés.

A 9 heures, on entre sous le souterrain de Malaunay, qui a 2,200 mètres de longueur ; entrée, 14 degrés ; sortie, 12 degrés ; différence, 2 degrés ; temps du parcours, 2 minutes.

On franchit ensuite le souterrain de Sainte-Catherine, qui a 1,055 mètres, et le souterrain de Saint-Maur, qui a 1,472 mètres, sans différence appréciable.

A 9 heures 15 minutes, on arrive à Rouen.

Il y a eu constamment du brouillard, et le soleil n'a pu le dissiper et paraître que lorsque j'arrivais dans la gare de Rouen.

Dans cette expérience, les mécaniciens et chauffeurs partis du Havre à 7 heures du matin avec une température de 14 degrés, sont arrivés, avec une marche modérée, il est vrai, et avec le brouillard, à parcourir 89 kilomètres en 2 heures 15 minutes avec une différence de température qui n'a jamais été de plus de 2 degrés.

TROISIÈME EXPÉRIENCE.

Le 23 septembre 1856, le vent étant du sud, le temps lourd et orageux, je prends, à Tours, l'express-train pour Nantes, départ de 3 heures 26 minutes du soir.

Je me place dans le premier compartiment de la première voiture.

Le thermomètre, en gare couverte de Tours, marquait 19 degrés. Il tombe quelques gouttes d'eau.

A 3 heures, entre Langeais et Saint-Patrice, bonne marche, 17 degrés 5/10.

A 3 heures 15 minutes, avant Port-Boulet, 17 degrés 5/10.

A 4 heures, à Varennes, 15 degrés 5/10.

A 5 heures 20 minutes, avant Angers, 14 degrés 5/10.

A 6 heures, avant Chalonnes, 13 degrés.

A 6 heures 35 minutes, devant Ancenis, 12 degrés.

La nuit arrive, et nous entrons à 7 heures 10 minutes dans la gare de Nantes avec 12 degrés.

Dans cette expérience faite avec un train d'après-midi, on voit le thermomètre baisser successivement et les mécaniciens et chauffeurs partis de Tours à 3 heures 26 minutes du soir avec une température de 19 degrés, arriver, après un trajet de 195 kilomètres parcouru en 3 heures 50 minutes, à Nantes avec 12 degrés, c'est-à-dire avec 7 degrés de moins qu'au départ.

Dans ces expériences, les différences sont plus sensibles lorsque la température est élevée et lorsque la vitesse augmente. Il faut tenir compte de l'élévation naturelle du thermomètre qui doit avoir lieu lorsqu'on part le matin au lever du soleil pour arriver à midi, et de l'abaissement, lorsqu'on part à midi pour arriver après le coucher du soleil.

Pour bien faire ces expériences, il faudrait être constamment sur la locomotive à côté du mécanicien; mais on arrive, avec beaucoup moins de fatigue, à un résultat analogue en se plaçant dans un wagon en tête du convoi et en tenant le thermomètre exposé au dehors, la boule tournée dans la direction que suit le train, afin que le vent puisse la frapper directement.

Pour obtenir le plus grand abaissement de température, il faut tenir le thermomètre 15 minutes au dehors; il n'y a plus de différence entre 15 minutes et 30 minutes, c'est donc se fatiguer en pure perte que de le tenir aussi longtemps.

Je dis qu'il n'est pas possible que des variations si brusques et si répétées de température ne soient une des causes principales des douleurs rhumatismales éprouvées par le plus grand nombre des mécaniciens et des chauffeurs.

Ces variations sont tellement fréquentes, que les mécaniciens et chauffeurs qui ont de l'expérience sont obligés, dans certains parcours, de se couvrir et de se découvrir deux ou trois fois pendant chaque voyage.

Les différences de température sur les points variables d'une ligne peuvent donner lieu à d'autres maladies. Ainsi on a remarqué, il y a quelques années, que, dans le parcours du chemin de Montereau à Troyes, tous les mécaniciens et chauffeurs avaient les fièvres intermittentes lorsqu'ils traversaient, par des temps de brouillards, certaines prairies ombragées par des quantités considérables de peupliers, et on les attribuait à l'humidité.

On était alors obligé de changer souvent le personnel et d'envoyer ces mécaniciens et chauffeurs sur d'autres lignes où ils se rétablissaient promptement.

Les mêmes faits, produits par la même cause, s'observent chaque année sur le chemin d'Orléans à Limoges, surtout dans la traversée de la Sologne.

C'est principalement sur les mécaniciens et les chauffeurs qu'on devrait pouvoir suivre les effets des intempéries des saisons ; j'entends par ce mot une constitution atmosphérique exceptionnelle qui modifie sensiblement la constitution atmosphérique accoutumée : ainsi les hivers doux et même chauds, au lieu d'être froids, les froids excessifs et plus prolongés que d'habitude ; ainsi encore les étés froids et humides ou trop chauds.

Mais ces hommes sont endurcis par le contact perpétuel d'un air très-vif, ils résistent assez bien à ces causes de maladies accidentelles et fournissent alors moins de malades que les autres.

DU SOLEIL.

Après avoir étudié d'une manière générale les variations de température, qui dépendent surtout de la marche plus ou moins rapide du convoi, de l'heure des départs, du passage des souterrains, je vais chercher à voir quelles influences peuvent avoir, sur les mécaniciens et les chauffeurs, le soleil, le froid, le vent, la pluie, la neige, le brouillard, la grêle, la foudre, etc.

Le soleil nuit de deux manières, par sa chaleur, et par l'action des rayons lumineux sur la vue. Je ne parlerai actuellement que de ses effets calorifiques.

La transpiration est l'évaporation qui se fait à la surface du corps. Ce phénomène ne peut cesser sans danger, soit qu'il y ait un arrêt trop brusque par un refroidissement, soit que l'air soit trop saturé d'humidité.

Seguin et Lavoisier ont étudié cette importante fonction, ils avaient bien compris l'utilité de la transpiration, et de maintenir le corps à sa température normale contre les variations de la température.

Franklin, avant eux, avait pensé que l'évaporation à la surface du corps devait le refroidir quand il se trouvait exposé au soleil.

Ces données étant généralement acceptées, on comprend pourquoi les mécaniciens et les chauffeurs souffrent moins qu'on ne pense de la chaleur solaire, justement par cet effet, qui se produit avec une rapidité d'autant plus grande que le train a une vitesse plus marquée.

Le soleil n'est donc pas aussi incommode pour eux qu'on pourrait le penser, mais ils en souffrent davantage lorsque le train est arrêté et surtout lorsqu'il stationne dans des gares encaissées, couvertes de vitrages qui interceptent le passage de l'air et les mettent comme sous cloche.

Ils sont plus à leur aise lorsque le train est en marche. Les voyageurs qui peuvent, dans certains chemins, comme celui de l'Ouest, par exemple, monter sur l'impériale des wagons, connaissent bien ces différents effets et se rendent parfaitement compte des sensations diverses que l'on éprouve dans ces alternatives de course et de temps d'arrêt.

Pour ces différentes raisons, les mécaniciens et les chauffeurs des express-trains souffrent moins à cause du petit nombre de stations et de la rapidité de la marche.

Ceux qui conduisent les trains de voyageurs en sont plus incommodés que les premiers, parce qu'ils vont moins vite et qu'ils s'arrêtent très-fréquemment pour desservir des stations rapprochées. Enfin ceux qui conduisent les trains de marchandises sont ceux qui en souffrent davantage, parce qu'ils vont très-lentement, restent beaucoup plus longtemps dans les gares, pour prendre ou laisser des wagons, composer et décomposer le train et attendre même le passage de trains de voyageurs.

DU FROID.

C'est surtout contre le froid que les mécaniciens et les chauffeurs doivent prendre des précautions, et en général ils doivent plus craindre le froid humide que le froid sec et vif.

Ils souffrent beaucoup de l'intensité du froid qui est augmenté suivant la rapidité du train, s'il y a du vent, s'il est violent, s'il est debout, s'il est accompagné de pluie, de neige, si le train passe d'une vallée encaissée sur une hauteur considérable et sur un plateau non abrité par des montagnes, des arbres, des maisons, comme on le voit sur le chemin de fer de Paris à Orléans, après avoir traversé Étampes et franchi les rampes qui conduisent à Monnerville, Angerville et Toury.

Les mécaniciens et les chauffeurs souffrent peu du corps, parce qu'ils sont bien couverts par des vêtements de laine très-chauds; presque tous portent des gilets de flanelle ou mieux de laine tricotée, des gilets, des vestes en drap ou en velours, des paletots en gros drap, doublés en poils de mouton; quelques-uns même se placent une peau d'agneau sur la poitrine, et cependant ils éprouvent encore de l'oppression lorsque le froid est intense; ils se garantissent suffisamment les mains par des gants fourrés et par le contact des robinets, mais ils éprouvent très-souvent un froid considérable aux pieds pendant l'hiver. Les robinets des machines perdent souvent un peu; la vapeur de la cheminée, qui retombe sur la tôle de la plate-forme de la locomotive ou du tender produit de la glace qui, se renouvelant sans cesse, ne permet pas aux pieds de se réchauffer quelquefois pendant tout le trajet, malgré les sabots, les bas de laine, les chaussons, etc.

Pour se garantir du froid aux pieds, quelques mécaniciens font une petite caisse plate en fer, sur laquelle ils mettent les pieds. Cette caisse communique avec le robinet purgeur du tube de niveau d'eau, vapeur complétement perdue et qui leur sert ainsi à se réchauffer les pieds et les jambes.

Le froid agit fort peu sur la figure des mécaniciens et des chauffeurs. Lorsqu'ils commencent à monter sur les locomotives, la vitesse de la course leur cause une impression pénible sur la peau du visage et sur les lèvres, mais bientôt cette sensibilité s'affaiblit.

Il est un effet du froid qu'éprouvent presque tous les mécaniciens et les chauffeurs, mais surtout les premiers, qui doivent toujours regarder en avant, c'est la sensation douloureuse d'une barre au front, avec sentiment de compression sur les tempes.

Cet effet est ressenti plus ou moins vite, il est vrai, suivant l'intensité du froid et surtout du vent froid, suivant la rapidité de la marche, suivant même la constitution individuelle de chaque mécanicien ou chauffeur, mais quatre-vingt-dix au moins sur cent se plaignent de cette barre, et ils ne peuvent s'en garantir même en se couvrant constamment la tête et le front d'une casquette en laine et à oreilles. Le froid occasionne souvent une soif très-grande et remarquable chez ceux qui débutent.

Dans certains chemins de fer où l'on comprend toute l'importance et la valeur des bons mécaniciens, chauffeurs et gardes-freins, on fait préparer, pendant les grands froids et surtout pendant la nuit, du vin chaud que ces hommes trouvent aux stations, afin qu'ils puissent mieux résister à l'action soporifique du froid et rester éveillés.

Les jeunes mécaniciens et chauffeurs qui sortent des ateliers ou de l'Ecole des Arts et Métiers de Châlons, qui comptent sur leur âge, sur la vigueur propre à la jeunesse, prennent d'abord peu de précautions pour se garantir du froid. Il en est de même des mécaniciens attachés aux ateliers, que dans des circonstances exceptionnelles on est forcé de requérir pour les transporter sur des locomotives, et tous, après quelques maladies ou indispositions, adoptent les mesures prudentes des anciens mécaniciens ou des anciens chauffeurs qui, vêtus chaudement, peuvent braver un froid d'une intensité double de celle que ressentent les voyageurs enfermés dans les wagons.

Quoiqu'ils fatiguent beaucoup, ils ont cependant un salaire assez considérable qui les met à même de se procurer une alimentation suffisante et leur permet de résister aux températures trop élevées ou trop basses.

Les conducteurs gardes-freins, moins bien payés, moins bien vêtus, moins endurcis, puisqu'ils sont abrités par une guérite en bois, éprouvent cependant plus de souffrances lorsqu'aux stations ils doivent se déplacer pour serrer les freins, descendre et courir le long du convoi pour ouvrir aux voyageurs.

Je leur recommanderai à tous de bien se chauffer avant le départ, car l'action du froid est d'autant plus facilement et plus longtemps supportée que la température du corps est plus élevée; mais il faut cependant éviter avec le plus grand soin de provoquer la sueur, ce qui serait très-dangereux.

DU VENT.

Les vents ont déjà une grande influence sur la santé des mécaniciens et des chauffeurs, mais on en connaîtra mieux les effets lorsqu'on les étudiera sur tous les chemins et dans tous les pays.

Dans nos contrées tempérées, les mécaniciens et les

chauffeurs n'ont à lutter que contre des vents connus et réguliers qui varient seulement par leur direction et par leur force. Quelle que soit d'ailleurs la position réelle du vent et ses effets sur la santé générale, le vent peut prendre certaines qualités particulières, suivant la direction de la ligne et suivant que le trajet se fait en allant vers l'extrémité de la ligne ou en revenant.

Le vent peut souffler contre la tête du convoi, c'est-à-dire en sens contraire de la direction du train ; on l'appelle alors *vent debout*. Il fatigue le mécanicien et le chauffeur, et les oblige à se masquer autant que possible derrière la chaudière de la locomotive, ou tout au moins à se mettre de côté. Ce vent, lorsqu'il est fort et lorsqu'il est du nord, devient très-froid : il occasionne des sifflements dans les oreilles et rapidement cette barre au front dont j'ai parlé plus haut.

On croirait que le vent debout est celui que redoutent le plus les mécaniciens, il n'en est cependant pas ainsi, car, comme nous venons de le dire, ils trouvent contre lui des moyens de protection, et comme il a pour effet, lorsqu'il est très-violent, de retarder un peu la marche du convoi, ils forcent alors un peu en vapeur.

Mais il est un autre vent bien plus dangereux, c'est le *vent d'écharpe* ou *vent oblique*, qui prend le convoi de côté et force alors le mécanicien à une grande prudence et à une plus grande attention.

Le vent d'écharpe, lorsqu'il agit sur un convoi prolongé et qu'il est violent, tend nécessairement à soulever les roues de la locomotive et des wagons du côté où il vient frapper, à ne plus faire rouler momentanément du moins les voitures que sur les roues opposées. Cet effet sera plus sensible : 1° lorsque le convoi sera plus allongé, puisqu'il donne alors plus de prise aux coups de vent; 2° lorsqu'il y aura des courbes dans le sens de la direction du vent; 3° lorsque ces courbes seront à petit rayon. Le mécanicien devra donc ralentir sa marche en raison de la force du vent, de la multiplicité des courbes, de leur direction et de leur rayon.

Lorsque pendant un long parcours les mécaniciens ont ainsi le vent d'écharpe, ils sont beaucoup plus fatigués, à cause de la surveillance excessive qu'ils doivent avoir et aussi à cause de la lutte perpétuelle qu'ils sont obligés de soutenir contre le vent qui tend sans cesse à les pousser en dehors de la locomotive. Ce vent donne beaucoup de tirage au train, et on cite même des mécaniciens qui, en montant des rampes de 0,03 millimètres, ont vu le convoi s'arrêter et se sont crus obligés de siffler pour faire relâcher les freins, croyant qu'ils avaient été serrés.

Ces deux sortes de vents sont quelquefois tellement violents qu'ils peuvent occasionner des retards considérables. Le vent d'arrière, au contraire, pousse le train et diminue la résistance à la traction.

Ces effets naturels du vent sont bien connus, mais il

est un autre effet accidentel qui est constant sur les locomotives, surtout lorsque le vent est debout.

C'est un vent que je signale le premier et auquel je donne le nom de *vent de remou,* il vient frapper dans le dos le mécanicien et le chauffeur de la locomotive. Ce vent soulève la poussière, les débris de bois et de coke qui se trouvent sur la plate-forme ou sur le devant du tender, les fait tourbillonner tout autour d'eux et les aveugle.

Ce vent ne se produit que sur les machines munies d'écrans et dont nous décrirons l'usage lorsque nous parlerons de la vue.

Les mécaniciens et les chauffeurs sont alors très-incommodés par le froid qu'ils ressentent en arrière. Ils ne peuvent se préserver qu'en se couvrant beaucoup, en tenant les vêtements serrés autour d'eux pour les empêcher de se soulever, et surtout en laissant le moins d'intervalle possible entre leur corps et la chaudière, pour empêcher ainsi la poussière d'arriver dans les yeux.

Cet inconvénient est toujours ressenti par deux des conducteurs du convoi, l'un placé dans le wagon à bagages et nommé *vigie d'avant,* l'autre sur le dernier wagon et presque toujours le dos tourné à la direction que prend le convoi. On le nomme *vigie d'arrière.*

Lorsque les trains ont une grande vitesse et surtout

lorsque le vent est debout, il entre en grande abondance dans le premier wagon avec la pluie, la neige, la cendre de la machine et la poussière de la voie.

Mais si cet effet est sensible en avant, il est encore bien plus marqué pour le conducteur d'arrière.

Placé dans une cabane fermée de tous côtés, excepté en arrière, le dos tourné à la locomotive, il semblerait qu'il doive être protégé de la pluie et du vent; c'est lui au contraire qui en est le plus incommodé; il est horriblement ventilé et mouillé, et par les temps de sécheresse, il a toutes les peines possibles à se préserver de la poussière soulevée par le convoi.

C'est à ces inconvénients que l'on doit attribuer les nombreuses fluxions et les érysipèles de ces employés.

Par les mêmes raisons et par cet effet de remou remarquable, la dernière voiture d'un convoi a plus de vent et plus de poussière que les autres, et il est difficile d'y tenir ouvertes les croisées opposées.

On ne connaît pas encore bien les effets du mistral sur les mécaniciens et les chauffeurs. C'est un vent du nord-est qui souffle avec violence sur les côtes de la Méditerranée, à Malte, en Sicile, à Naples, où il fait quelquefois monter subitement le thermomètre jusqu'à 50 degrés centigrades et occasionne de graves maladies après une durée de quatre à cinq jours.

N'y aura-t-il pas un beau sujet d'études à faire sur les mécaniciens et les chauffeurs, lorsqu'on aura établi des chemins de fer dans certaines parties de l'Afrique où règne le *sirocco*, terrible vent du sud-est qui est tellement brûlant qu'il tue quelquefois les animaux dans l'espace d'une demi-heure?

Ne sera-t-il pas intéressant de suivre ces mêmes hommes sur les locomotives des chemins de fer de l'Afrique, de l'Asie, où il ne pleut presque jamais, où la sécheresse est dévorante, et de comparer leurs maladies avec celles qu'ils auront sur les chemins de fer des régions équatoriales? Là, à l'époque de la saison des pluies, vers les mois de mai et de juin, on voit chaque jour, au milieu d'une chaleur suffocante, de la pluie mêlée à des éclairs et au tonnerre, puis, vers juillet et août, les pluies arriver par torrents avec des vents et des éclats de tonnerre formidables.

Quels seront sur ces hommes les effets du *simoun*, dont la durée ordinaire est de cinquante jours?

C'est alors un océan de poussière porté par un ouragan. Le ciel devient d'un gris terne, et derrière le voile qui le cache, le soleil apparaît à peine. Ce sable charrié par le vent couvre tout, pénètre partout, et il n'est pas possible de s'en garantir.

Considéré sous le point de vue de la rapidité, le vent incommode plus ou moins les mécaniciens et les chauffeurs, et on peut juger des divers effets de ventilation à laquelle ils sont soumis lorsqu'on aura parcouru ce tableau donné par le Bureau des Longitudes :

Le vent à peine sensible parcourt	1800ᵐ par heure.
Sensible............	3600
Modéré..............	7200
Assez fort...........	19800
Fort.................	36000
Très-fort............	72000
Tempête............	81000

Il est évident que, suivant la force du vent, il y a plus de fatigue dans la marche et plus de refroidissement, pour peu que le vent soit au nord, à l'ouest ou au sud.

DE LA PLUIE, DE LA NEIGE ET DE LA GRÊLE.

La pluie, surtout lorsqu'elle est froide, abondante et prolongée, fatigue beaucoup les mécaniciens et les chauffeurs, parce qu'ils n'ont aucun moyen de s'en préserver alors complétement et qu'ils finissent toujours par être transpercés malgré tous les vêtements qu'ils peuvent mettre sur eux, et dont nous avons parlé au chapitre des habillements.

Chez quelques-uns d'entre eux, la fatigue est telle, qu'elle les prive d'appétit.

Sur la ligne d'Orléans, on avait essayé, sur la machine *Mammouth*, une guérite complétement fermée en avant et sur les côtés par des glaces, elle n'était ouverte que par derrière pour laisser libre le service du chauffeur; mais cet appareil, qui les préservait bien de la pluie, n'est resté en place que six mois.

S'il préservait de la pluie, il avait l'inconvénient grave d'empêcher la transmission des sons extérieurs. Les mécaniciens, n'étant plus d'ailleurs sollicités par le vent et la pluie, s'y endormaient.

C'est pour tenir lieu de cette cage que je propose d'ajouter aux locomotives le petit appareil dont j'ai parlé à la page 97, qui aurait presque tous les avantages que l'on cherchait à obtenir, et n'en offrirait pas les inconvénients.

Si la pluie est froide et tombe sur les rails trop refroidis par un grand degré d'abaissement de température, il se forme alors du verglas qui ne permet plus à la machine de marcher: c'est ce qui est arrivé en 1845, à Angerville, où un train a dû rester six heures. On n'a pu franchir cet obstacle qu'après avoir répandu du sable sur la voie. Le mécanicien fut pris, immédiatement après ce pénible service, de douleurs vives dans les membres, et obligé de suspendre son service pendant huit jours.

Cet obstacle est généralement assez rare et se présente beaucoup moins souvent que la neige qui offre, comme principale incommodité pour les mécaniciens et les chauffeurs, de gêner la vue, lorsqu'elle tombe en grande abondance, et surtout de prolonger la durée du service; elle occasionne une plus grande fatigue par les retards forcés qui en sont la conséquence.

Dans certains pays et sur certaines lignes, la neige est un véritable fléau pour les chemins de fer : lorsqu'elle est sèche et que le vent peut la transporter facilement, elle vient quelquefois s'accumuler en telle quantité, dans certaines parties de la ligne, que tous les ingénieurs se sont préoccupés de cette grave question, et que beaucoup d'entre eux ont proposé des moyens différents pour débarrasser la voie, soit par des brigades d'ouvriers spéciaux, soit par des charrues à neige, comme en Allemagne, ou des chasse-neige placés en avant de la locomotive, soit même par deux ou trois locomotives employées ensemble pour ouvrir de force un passage. Je ne veux pas entrer dans la description fort intéressante de ces appareils, que l'on trouvera dans d'autres ouvrages sur les chemins de fer, et je n'ai à considérer la neige que comme cause d'accidents produits par des retards dans l'arrivée et le départ des convois et par toutes les irrégularités que ces interruptions de service entraînent forcément.

M. With cite (1) deux faits d'interruption du télégraphe électrique dans ces cas déjà assez malheureux :

«En 1849, sur le chemin de fer de South-Eastern, plusieurs poteaux du télégraphe ont été renversés. Chaque mètre courant de fil avec sa couche de glace

(1) *Les Accidents sur les Chemins de fer*, p. 88.

pesait jusqu'à 6 kilogrammes, de manière que le poteau était sollicité par une force de 1,500 kilogrammes. Plusieurs fils de fer se trouvaient tendus jusqu'à terre; mais, une fois déchargés, ils ont repris leur position primitive, tandis que les fils de cuivre avaient perdu leur élasticité et sont restés courbés.

» En 1850, sur le chemin du Nord, en Autriche, le fil supérieur toucha le fil inférieur de manière que le courant se trouva absorbé et que les dépêches furent complétement brouillées. »

Cette interruption forcée des communications avec les dépôts de machines peut empêcher l'envoi des secours et occasionner de graves accidents.

La grêle est au moins très-gênante, si elle n'est dangereuse. Lorsqu'elle est légère et lorsqu'elle fouette dans la figure du mécanicien et du chauffeur, elle fait l'effet de coups de cravache répétés. Mais, sans rapporter ici tous les malheurs déjà connus que peut causer une forte grêle, je ne veux que faire voir les effets et les conséquences graves qu'elle pourrait avoir sur la marche d'un convoi, en citant quelques exemples.

En 1853, dans un ouragan qui eut lieu en Belgique, trois chevaux furent tués à Jette par la grêle. A Strombeck, un troupeau qui se trouvait en pleine campagne a péri en grande partie; à Borght, une femme a été tuée roide par un seul grêlon; enfin, à Vilvorde, les tuiles étaient percées à jour comme si elles avaient été mitraillées ; on ramassa quelques grêlons qui pesaient soixante-quinze grammes.

On peut éviter des malheurs bien plus graves en se servant d'écrans, ou mieux en adoptant le petit abri que j'ai proposé à l'article *Locomotive.*

DU BROUILLARD ET DES SIGNAUX.

Le brouillard fatigue beaucoup les mécaniciens et les chauffeurs par le froid humide qu'il donne. Il cause parfois du malaise, de la perte d'appétit momentanée. Certains d'entre eux contractent, en outre, des fièvres intermittentes lorsqu'ils font des trajets fréquents dans des pays où il y a souvent du brouillard, mais en général son plus grand inconvénient est de gêner la marche du convoi, qui continue cependant toujours tant que le mécanicien peut reconnaître sa route et assurer son libre parcours sans crainte de collision.

Pour arriver à ce résultat et ne pas compromettre sa vie et celle des voyageurs, il doit redoubler d'attention et employer souvent le sifflet, surtout dans le voisinage des stations, dont il ne doit approcher qu'avec la plus grande précaution, afin de pouvoir, si cela est nécessaire, arrêter le train même avant d'y arriver. Si ces précautions ne suffisent pas, les gardes-lignes donnent fréquemment des sons de cor ; on doit faire usage, en outre, de signaux de nuit qui peuvent se voir à une certaine distance, si le brouillard n'est pas trop épais.

Le rouge commande l'arrêt et le vert le ralentissement. La disposition de ces signaux est très-variée, quelquefois ce sont des lanternes : quelquefois des disques mobiles ou des ballons en osier peint. On a même proposé les signaux par la lumière électrique. Sur presque tous les chemins de fer allemands on a adopté un système de *grosses sonneries électriques*, adaptées extérieurement à la partie supérieure des guérites des gardes-lignes, sonneries qui font retentir un nombre déterminé de coups de cloche lorsqu'un train marche dans la direction du nord, et un nombre de coups double lorsqu'il se dirige dans le sens opposé, et *vice versâ*.

Ces sonneries servent pour annoncer la marche des trains, et aussi de signal d'alarme, lorsque la voie présente un danger à la circulation ou que de prompts secours sont nécessaires.

Les signaux les plus employés et les plus commodes dans ces circonstances sont les signaux détonants, qui ont été fabriqués d'abord pour cet usage spécial et qu'on n'a pas tardé à appliquer à l'exploitation ordinaire des chemins de fer.

Ils sont composés d'une petite boîte en fer-blanc de 5 à 6 centimètres de diamètre et de 1 centimètre de hauteur, contenant de la poudre fine et une amorce fulminante ; ils portent, soudées à la boîte, deux lanières de plomb qui servent à les fixer sur les rails. Lorsqu'un train est arrêté sur la voie par le brouillard ou lorsqu'il existe un obstacle que le brouillard empêcherait de distinguer, on place, à 500 mètres de distance, des pétards dont la détonation, s'il survient un convoi, appelle vivement l'attention du mécanicien et devient un signal d'arrêt immédiat.

Sur aucun chemin de fer allemand les signaux d'arrêt n'ont lieu à l'aide de pétards.

DES TROMBES, DE LA FOUDRE ET DES TREMBLEMENTS DE TERRE.

Les trombes sont rares dans nos pays, et cependant si un train venait à passer dans ces moments, il pourrait y avoir des accidents très-graves. Je ne connais qu'un seul événement de ce genre sur un chemin de fer, et l'on comprendra qu'il vaudrait mieux suspendre la marche du train, si l'on pouvait craindre un tel bouleversement. Le mécanicien devrait alors se couvrir en avant et en arrière du train.

Voici le fait tel qu'il m'a été rapporté. Il y a quelques années, au mois d'août, à Saint-Imbert, près de Moulins, une trombe a enlevé rails, traverses et remblais dans une distance d'environ 50 mètres, mais sur la voie gauche seule du départ de Paris.

Le tonnerre s'entend peu sur la machine, à moins qu'il ne soit très-fort, et ses effets ne paraissent pas redoutables pour les convois de chemins de fer et par conséquent pour les mécaniciens et les chauffeurs. Jusqu'à ce jour, on n'a pas d'exemple, en Europe, que la foudre ait frappé un convoi, quelle que soit d'ailleurs la vitesse qui lui est continuée pendant l'orage et la rapidité de sa course, mais on a des exemples fréquents de tonnerre tombé sur les fils électriques. Ainsi en 1846 le tonnerre est tombé, à plusieurs reprises, sur les fils conducteurs du télégraphe électrique, entre Londres et Portsmouth, et il les a entièrement rompus. A Tourchin, les poteaux qui supportaient le télégraphe ont été renversés.

Un mécanicien me disait avoir vu deux fois la foudre tomber sur la voie, mais en dehors de la ligne de fer. La première, en traversant la forêt du Vézinet (chemin de Saint-Germain), la foudre a cassé des arbres qui sont tombés sur la voie, le train a passé immédiatement pardessus les branches sans accident. On a senti alors une très-forte odeur de soufre. Une deuxième fois, sur le chemin de Roanne, mais le train fut préservé.

M. Arago, dans son excellent article sur la foudre, inséré dans l'*Annuaire du Bureau des Longitudes*, ne parle pas d'accidents pareils sur les chemins de fer.

M. le docteur Boudin, qui a publié un très-intéressant Mémoire sur ce sujet, ne peut en citer aucun exemple; il m'annonce seulement, dans une lettre du 25 juin 1856, que, d'après certains documents américains qu'il a reçus, les rails et les locomotives n'ont été frappés que fort rarement, du moins en Amérique.

M. Andres Poey, dans un mémoire présenté à l'Institut, en 1855, sur les tempêtes électriques et la quantité de victimes que la foudre fait annuellement aux Etats-Unis d'Amérique et à l'île de Cuba, dit que, de 1842 à 1854, il y a eu 692 coups de foudre, desquels 262 furent mortels et 430 non mortels.

Il est à remarquer, ajoute-t-il (1), et c'est un fait bien observé aux Etats-Unis, que la foudre ne tombe que très-rarement sur les bateaux à vapeur, les locomotives, les vaisseaux et les maisons en fer et en général dans les grands dépôts de fer.

Il cite M. E. Meriam qui assure, dans les innombrables recherches qu'il a faites à ce sujet, n'avoir recueilli que six cas de bateaux à vapeur foudroyés; dans un seul cas seulement il y a eu des dégâts. Dans son *Journal météorologique*, qui date d'une époque antérieure à l'introduction des chemins de fer aux Etats-Unis, Meriam ne trouve que trois cas d'une locomotive détruite par la foudre, accompagnés d'explosion et de perte de la vie, et un seul cas de mort causé par la foudre sur un chemin de fer.

M. Good, astronome à Albany, dit aussi qu'il y a eu des effets de la foudre sur les chemins de fer américains.

Un voyageur qui est resté longtemps en Amérique,

---

(1) *Comptes rendus des séances de l'Académie des Sciences*, 1855, p. 843.

où les tempêtes électriques sont si fréquentes, m'a assuré avoir vu plusieurs fois la foudre tomber sur les rails des chemins de fer au moment du passage des trains. La foudre alors suivait le rail frappé avec une grande rapidité, et lorsqu'elle rencontrait un convoi, elle passait sous les roues de la locomotive et des wagons en les soulevant légèrement d'un seul côté et en faisant éprouver une petite secousse aux voyageurs.

Les chemins de fer n'ont pas encore été établis généralement dans les pays où les secousses de tremblement de terre sont fréquentes et si terribles dans leurs effets; mais que se passera-t-il alors, lorsque de pareils désastres arriveront, et ne sera-t-on pas obligé de suspendre toute circulation jusqu'à ce qu'on ait eu une entière connaissance de leurs effets sur la voie et sur les ouvrages d'art qui font partie de la continuité de la ligne ?

Ces tremblements de terre reviennent quelquefois dans le même pays avec une fréquence remarquable : ainsi à Constantinople, de 1841 à 1855, c'est-à-dire en quinze ans, on a constaté quarante-huit secousses plus ou moins fréquentes. Dans le tremblement du 6 octobre 1845, plusieurs minarets et des murailles s'écroulèrent.

En Chine, les tremblements de terre sont assez fréquents. En 1796, la ville de Nankin était détruite et 20,000 habitants étaient engloutis sous les décombres.

Le 17 août 1827 la ville de Yoo-Tching a été détruite, ainsi qu'une dizaine de villages des environs.

DE LA TRÉPIDATION DES MACHINES.

On donne le nom de trépidation ou de tremblement des machines à ces secousses incessamment répétées de la plate-forme de la locomotive ou du tender sur laquelle se tiennent le mécanicien ou le chauffeur.

Cette trépidation est causée par les ressorts plus ou moins durs de la machine, par leur disposition particulière, par l'écartement des rails ajustés bout à bout, écartement qui est de 5 millimètres en moyenne et qui est nécessaire pour permettre à la dilatation de se faire dans le sens de la longueur, par l'entrecroisement des voies et par l'usure des roues qui cessent d'être rondes. Cet effet n'est pas instantané, mais se produit graduellement. En moyenne, elles peuvent produire cet effet après un parcours de 20,000 kilomètres, quelquefois même plus promptement, suivant la qualité des bandages.

C'est de la trépidation des machines, des mouvements réguliers mais perpétuels qu'elle imprime à tout le corps et surtout aux extrémités inférieures, que se plaignent, sans exception, tous les mécaniciens et chauffeurs; c'est à elle qu'ils attribuent plus qu'à la station debout pendant quatre, cinq et six heures, la faiblesse qu'ils ressentent dans les extrémités inférieures, jusqu'au pli du jarret surtout, les douleurs dans la région lombaire, l'incertitude et la difficulté de leur marche lorsqu'ils descendent de la machine à la fin de leur service. Cette trépidation est presque toujours plus sensible sur le tablier mobile qui joint la machine à son tender : aussi évitent-ils de s'y tenir, et elle est moins sensible, selon quelques mécaniciens, sur les machines qui portent avec elles leur tender, comme les machines Budicom, par exemple. Lorsque la roue motrice est au milieu, la machine porte alors sur la roue de support d'avant pour empêcher qu'elle ne patine, mais, dans ce cas, la roue de support d'arrière porte peu et le mécanicien est plus secoué sur sa plate-forme.

Plus les machines ont les ressorts courts, plus la trépidation est forte.

On a remarqué encore que la trépidation était plus considérable lorsque les rails étaient posés sur la pierre au lieu d'être posés sur le sable : il y a alors moins d'élasticité et les secousses augmentent avec la vitesse.

Pour remédier à ce mal, les personnes qui ne montent pas habituellement sur les machines se tiennent sur la pointe des pieds; mais cette position est très-fatigante par elle-même, et si l'on peut la maintenir, ce ne peut être toutefois que pour un court trajet. Dans cette position des pieds, les muscles du mollet sont dans une contraction violente, qui se reproduit souvent pendant la nuit sous forme de crampes très-douloureuses. Les

7

mécaniciens et les chauffeurs prennent l'habitude de plier sur leurs jarrets pour amortir l'effet des secousses, et cela leur suffit souvent lorsque les machines ne sont pas trop dures, mais beaucoup d'entre eux s'ingénient à trouver un moyen pour les diminuer.

Les uns mettent sous leurs pieds un paillasson, les autres une planche en bois blanc supportée aux deux extrémités par deux tasseaux. Cette planche forme alors un tremplin sur lequel ils se placent et qui amortit le choc; d'autres placent sous cette planche cinq ressorts élastiques ou des tampons en caoutchouc. Quelques-uns même ont eu l'idée de se servir d'un tabouret élastique, sur lequel ils se placent de temps en temps.

Comme on le voit, les mécaniciens seuls peuvent user de ces moyens palliatifs; mais les chauffeurs, empêchés qu'ils sont par le combustible qui descend continuellement sur la plate-forme du tender, ou par l'opération très-répétée du chargement, sont obligés de supporter toute la trépidation de leur tender, et de temps à autre de la machine, lorsqu'ils jettent le combustible dans le foyer; ils sont cependant moins fatigués par la station debout que les mécaniciens, car, dans l'intervalle du temps où ils chargent le feu, ils peuvent s'asseoir un peu ou au moins s'appuyer contre le garde-fou.

DE LA FUMÉE ET DES FLAMMÈCHES.

La fumée et les flammèches projetées par la cheminée ont été, dans le commencement des chemins de fer, une source d'accidents pour les mécaniciens, les chauffeurs, les voyageurs et même pour les propriétés situées dans le voisinage des lignes.

Lorsque le vent rabattait, les mécaniciens et les chauffeurs se trouvaient souvent alors enveloppés d'une épaisse fumée noire qui couvrait ensuite le train. Cette fumée contenait souvent des gaz délétères et des huiles grasses. Elle exhalait une odeur sulfureuse, incommode pour la respiration.

Le gouvernement a dû dès lors imposer aux compagnies l'obligation de ne point produire de fumée, et il a fait insérer, sous le n° 34 du cahier des charges, un article où il est dit que les machines-locomotives employées au transport sur les chemins de fer devront consumer leur fumée.

Conformément à cet article, dans les locomotives actuelles, pendant la durée de sa combustion, la fumée est brûlée et ce qui s'échappe par la cheminée n'est plus que de la vapeur d'eau; ce n'est qu'au moment des charges et lorsqu'on arrête qu'on voit encore sortir de la cheminée une plus ou moins grande quantité de fumée. Cette fumée était très-sale et très-incommode sans doute, mais elle n'offrait pas les mêmes dangers que les étincelles et les flammèches qui s'échappaient souvent par la cheminée.

Lorsqu'il y avait deux locomotives au même convoi,

les flammèches étaient surtout dangereuses, car alors elles passaient presque toujours par-dessus la tête du mécanicien et du chauffeur de la première machine, allaient retomber sur la figure, dans les yeux et sur les vêtements du mécanicien et du chauffeur de la deuxième locomotive. Quelquefois même elles portaient l'incendie sur leur passage : ainsi, le 18 avril 1844, des flammèches parties de la locomotive d'un convoi de marchandises ont mis le feu à de la paille sur laquelle étaient des veaux qui ont été emportés asphyxiés ou brûlés.

On empêche aujourd'hui ces étincelles de se projeter au dehors au moyen d'une grille placée dans la boîte à fumée, immédiatement au-dessus des tubes et au-dessous de l'échappement de vapeur. La commission nommée par le Ministre de l'intérieur pour remédier aux accidents de chemins de fer a proposé, d'ailleurs, différents moyens pour arrêter ces flammèches.

Elles sont encore fort dangereuses lorsqu'on emploie le bois comme combustible.

M. Lechatellier parle de ces accidents dans son excellent ouvrage (1) et il dit « qu'en Allemagne, lorsqu'on a commencé à se servir du bois pour chauffer les chaudières des locomotives, les étincelles sans nombre qui s'échappaient par la cheminée et qui étaient entraînées

(1) *Guide du Mécanicien et du Chauffeur.*

à de grandes distances avant de s'éteindre ont occasionné de nombreux accidents; ainsi on a vu tantôt des incendies sur le parcours, tantôt des étincelles qui venaient blesser le mécanicien, le chauffeur ou les voyageurs. On a cherché d'abord à arrêter ces flammèches par des treillis mécaniques à mailles très-serrées et à grandes surfaces, placés généralement sous des formes diverses dans des renflements de la cheminée; mais tous ces appareils, lorsqu'ils étaient efficaces, détruisaient le tirage. Ces difficultés fort sérieuses pour l'emploi du bois n'ont été complétement levées que par l'appareil de l'ingénieur autrichien Klein, dont l'application s'est promptement répandue sur tous les chemins de fer de l'Allemagne et des Etats-Unis où l'on fait usage de combustible végétal. Cet appareil (dont il donne la description) est fondé sur la séparation ou le départ qui s'opère entre des matières de densité très-différente, lorsqu'elles sont entraînées dans un même courant qui éprouve une inflexion brusque. »

En France, en Angleterre et dans tous les pays où l'on ne brûle que du coke et de la houille, cet inconvénient n'existe presque plus; cependant on voit encore quelquefois un grand nombre d'étincelles sortir à la fois de la cheminée. Ceci arrive lorsqu'on donne un coup de balai aux tubes; s'il vient à s'échapper, il tombe dans le foyer, brûle alors comme un feu d'artifice et produit beaucoup d'étincelles qui passent cependant presque toutes au-dessus de la tête du mécanicien et du chauffeur.

DE LA CENDRE DU FOYER ET DE LA CHALEUR DE LA MACHINE.

Le chauffeur est souvent incommodé par la projection de la cendre et de la flamme hors du foyer de la machine, lorsqu'il ouvre la porte pour mettre du charbon. Cet inconvénient se fait surtout sentir lorsque la machine est arrêtée, parce qu'alors le tirage est beaucoup moins vif que lorsque la machine est en marche. S'il fait grand vent contraire, il reçoit encore des fragments de coke dans les yeux, lorsqu'il veut charger son feu. Aux stations, lorsqu'il pique le feu pour dégorger les barres du foyer, surtout si le cendrier avait été fermé hermétiquement pour éviter un tirage trop fort, il arrive parfois des coups de vent qui enlèvent les cendres brûlantes et les lui envoient dans les yeux.

La poussière du coke qui est sur le tender tourbillonne d'abord, puis elle est repoussée quelquefois lorsqu'on la jette dans le foyer et elle incommode alors beaucoup le chauffeur.

Mais ces inconvénients de la cendre et de la poussière de coke sont bien plus sensibles pour le mécanicien et le chauffeur de la deuxième locomotive, lorsqu'on en fait marcher deux ensemble.

La chaleur des machines n'incommode jamais le mécanicien et le chauffeur pendant l'hiver et les temps doux, mais surtout pendant les grandes chaleurs de l'été, car elle détermine autour de la locomotive une température élevée à laquelle ils ne peuvent se soustraire.

Par cet effet et par l'action des rayons solaires, la plaque de la plate-forme devient tellement brûlante, qu'elle rend les pieds d'abord sensibles, puis douloureux à tel point qu'ils semblent écorchés.

Les mécaniciens ne peuvent remédier à cela qu'en mettant sous leurs pieds des planches et des claies en osier, en portant des espadrilles ou des sandales en paille et en arrosant très-souvent.

Mais la chaleur de la machine est surtout incommode en été pour le chauffeur, obligé d'ouvrir à chaque instant la porte du foyer pour y lancer le combustible et pour piquer le feu avec sa lance; elle est encore incommode pour lui en hiver, lorsqu'aux stations il descend dans la fosse pour dégorger la grille du foyer. Il éprouve pendant ce travail une violente chaleur qui le met en transpiration : lorsqu'il remonte quelques instants après sur le tender et que le train se met en marche, il est alors saisi par le froid.

On comprendra mieux quelle chaleur peut donner le foyer d'une locomotive lorsqu'on saura que les dimensions les plus ordinaires de ces foyers sont de 80 centimètres à 1 mètre carré sur 50 à 70 centimètres de hauteur et qu'ils contiennent en moyenne de quatre à cinq hectolitres et demi de charbon depuis la grille jusqu'au premier rang des tubes.

DE LA POUSSIÈRE DES TUBES ET DE LA POUSSIÈRE DE LA VOIE.

Lorsqu'une machine a fini son service et qu'elle doit être nettoyée pour le départ, le chauffeur est obligé de dégorger les nombreux tubes calorifères; à cet effet, il se sert de très-longues tiges de fer garnies de linge à leur extrémité. Il pousse ce tampon jusqu'au bout du tube, détache ainsi la poussière qui tapisse ses parois et la fait sortir en retirant la tige. Quelquefois elle y est très-abondante, et comme d'ailleurs le chauffeur fait rapidement cette opération, il se trouve plongé au milieu d'un nuage de poussière noire qui le rend méconnaissable.

La poussière fournie par les tubes des machines où l'on brûle de la houille et des briquettes, bien plus noire et plus grasse, adhère plus à la peau que celle des machines où l'on ne brûle que du coke ou du bois. Cette opération incommode assez généralement le chauffeur, et quelques-uns sont toujours oppressés lorsqu'ils l'ont pratiquée. Les chauffeurs prétendent qu'ils sont plus oppressés après avoir fait ce nettoyage dans les tubes des machines où l'on brûle de la houille et des briquettes.

J'ai voulu savoir quelle était la nature de cette poussière et j'ai prié mon savant collègue et ami M. Chevallier d'en faire l'analyse, il y a trouvé 50 pour 100 de matières combustibles, de la potasse, de la chaux, du zinc, du fer, du cuivre, de l'alumine, ainsi que de l'acide sulfurique et de l'acide carbonique à l'état de combinaison avec quelques-unes des bases indiquées.

La poussière de la voie incommode généralement peu les mécaniciens et les chauffeurs, parce que la poussière faite par le train se fait ressentir non à la tête, mais à la queue du train. Cet effet est très-sensible pour les mécaniciens placés derrière le train, lorsqu'il y a deux locomotives, l'une placée à l'avant, l'autre à l'arrière.

Les mécaniciens de la machine placée en avant ne sont exposés aux inconvénients de la poussière de la voie que lorsque le vent est de face et qu'il balaye fortement les champs, les routes, la voie même, pour porter le tout sur la locomotive et sur le convoi ; mais ce sont des effets accidentels auxquels on ne peut ni on ne doit porter aucune attention.

Nous venons de dire que les mécaniciens placés à l'arrière sur des locomotives sont plus exposés aux effets de la poussière de la voie soulevée par le passage rapide du train.

Excepté dans quelques pays sablonneux et secs où le gros ballast est rare, comme sur le chemin de fer d'Orléans dans les environs d'Etampes ; entre Labonneville et Conches, sur la ligne de Paris à Caen ; entre le

Mans et Vitré, sur la ligne de Rennes, les mécaniciens et les voyageurs sont peu incommodés de la poussière.

Sur les routes ordinaires, les voitures et les chevaux broient le pavé, le macadam, la terre, et réduisent le tout en poussière qui s'accumule d'autant plus que la circulation est plus active et la sécheresse plus grande et plus prolongée. Dans les chemins de fer, les roues, suivant des lignes de fer bien propres, ne broient rien, ne font pas de poussière : les trains ne peuvent donc soulever, par le vent que produit la rapidité de la marche, que la poussière apportée par le vent sur le ballast, soit des routes, soit des champs voisins; mais pour peu qu'il survienne un peu de pluie, cette poussière se trouve emportée entre les pierres concassées de la voie et va se déposer au fond de la couche et sur la terre qui forme véritablement le sol de la voie. Il en résulte que si on entretient bien la perméabilité du ballast, ce que l'on est obligé de faire d'ailleurs pour empêcher l'eau de séjourner au pied des traverses et de les pourrir trop vite, il y a généralement sur les chemins de fer peu de poussière inhérente à la voie elle-même.

On voit cependant un peu de poussière se produire lorsqu'on emploie comme ballast des grès qui finissent par se pulvériser assez facilement.

Lorsque cette poussière est abondante, elle est surtout nuisible pour les yeux, car elle vient se loger entre les paupières et y détermine une irritation notable.

INFLUENCE DES CHEMINS DE FER SUR LA PEAU, LA BARBE ET LES CHEVEUX DES MÉCANICIENS ET DES CHAUFFEURS.

Je viens de passer en revue les différentes parties des chemins de fer (matériel ou voie) qui peuvent avoir une action quelconque sur la santé des mécaniciens et des chauffeurs. Je vais maintenant chercher à voir quelle est leur action sur les organes et sur les principales fonctions.

Contrairement à ce que l'on observe journellement chez tous les ouvriers qui passent leur vie auprès d'un feu ardent, comme les boulangers, les verriers, les fondeurs, qui tous ont la peau très-pâle en dehors de leur travail, les mécaniciens et les chauffeurs, quelle que soit d'ailleurs la température extérieure, éprouvent presque toujours un froid relatif, et c'est à cet effet de réaction qu'ils doivent la coloration vive de leur peau tannée.

L'huile des machines continuellement en évaporation, la poussière de la voie et du feu viennent s'appliquer sur la peau séchée par la chaleur de la locomotive, la tannent véritablement et la rendent presque insensible aux intempéries atmosphériques. La peau du visage devient plus dure, prend une teinte bistre qu'aucun lavage, qu'aucun frottement ne peut plus modifier. Elle ne reprend jamais sa souplesse et sa couleur ordinaire tant que ces hommes restent sur les locomotives; elle ne revient et ne peut revenir à son état normal que lorsqu'il y a cessation prolongée de travail, comme repos au lit, par suite de maladies longues ou de graves blessures.

Les autres parties de la tête, comme les oreilles, ainsi que le cou, n'atteignent jamais cet état d'insensibilité auquel on voit arriver la peau du visage; aussi, par les mauvais temps et surtout par les grands froids, les mécaniciens et chauffeurs sont-ils obligés de se couvrir toute la tête et le cou, moins la partie antérieure de la face, avec une casquette en laine qui s'applique exactement sur la peau et les protége suffisamment.

Beaucoup d'entre eux prennent d'ailleurs le soin de ne jamais faire leur barbe qu'ils portent entière. Cet usage, que la nécessité les conduit à adopter, a le grand avantage de protéger les joues, le menton et la bouche devant laquelle les poils viennent former comme un rideau qui modère ce que peuvent avoir de trop vif le froid et un vent debout trop violent. La barbe sert même à garantir de la poussière de la voie et de celle de la machine.

Quelques mécaniciens et chauffeurs ne portent que les moustaches et la barbiche au menton, enfin quelques-uns, mais c'est l'exception, se rasent été comme hiver et sans en éprouver aucune incommodité; c'est d'ailleurs l'usage adopté généralement en Angleterre.

Il paraît certain que les poils de la barbe et que les cheveux deviennent plus durs et plus difficiles à couper, ils paraissent aussi grisonner plus vite.

DE L'OUIE.

L'impression répétée d'un vent très-fort et froid, le bruit produit par la vapeur de la machine, lorsqu'on la laisse échapper, et surtout les coups de sifflet aigus et très-fréquents, ont un effet marqué sur l'ouïe, surtout chez les mécaniciens.

Quelques-uns n'ont l'ouïe dure qu'en descendant de la machine, d'autres éprouvent alors un bourdonnement continuel qui se passe par le repos ; mais il en est qui n'entendent plus que fort peu et qui ont perdu l'ouïe d'un côté et quelquefois des deux côtés. C'est ce que j'ai eu occasion d'observer chez quelques vieux mécaniciens.

Ils attribuent tous cet effet à l'usage répété du sifflet dans les trains extraordinaires et dans les temps de brouillard.

Quelques mécaniciens, et surtout ceux qui ne sont pas habitués, disent éprouver une sensation particulière lorsqu'ils ouvrent le sifflet de leur machine : il leur semble qu'ils tombent très-bas, exactement comme si on retirait une planche de dessous leurs pieds et qu'ils soient précipités dans un abîme. Quelques-uns sont alors forcés de plier sur leurs jarrets : pour atténuer ces sons trop aigus, il faut éviter généralement de se tenir de côté, et présenter la face au sifflet.

Sur la ligne de l'Ouest j'ai vu un mécanicien qui n'entendait plus du côté droit depuis longtemps ; il me disait qu'un jour, étant sur sa machine et tournant le dos à la voie, son chauffeur, ayant aperçu un obstacle, donna un coup de sifflet vif et rapide sans le prévenir. Ce son éclatant rappela immédiatement l'ouïe altérée.

Si le bruit strident du sifflet est déjà pénible aujourd'hui pour les mécaniciens, il le deviendra encore bien davantage lorsqu'avec la vitesse des trains on sera obligé d'accroître l'intensité des sons pour faire entendre les avertissements de plus loin. On a proposé, il est vrai, de le placer près de la cheminée, mais on ne peut le faire agir alors que par un système de tringles appropriées, et cela offre d'ailleurs moins de sécurité pour les voyageurs.

DE LA VUE.

S'il faut que les mécaniciens et les chauffeurs qui veulent arriver à ce poste soient robustes, il faut encore qu'ils aient la vue longue et qu'ils emploient tous les moyens possibles pour la conserver longtemps intacte. L'œil, en général, paraît devenir moins sensible au contact des corps étrangers, et ce qui tendrait à faire croire que cette assertion est exacte, c'est que les mécaniciens et les chauffeurs ont presque constamment des parcelles de coke ou de sable qui roulent sous leurs paupières et qu'ils n'y font souvent aucune attention; quelques-uns cependant ont des conjonctivites passées à l'état chronique qui cèdent par un léger traitement.

Presque tous les mécaniciens ont la vue très-longue et sont presbytes, mais chez beaucoup d'entre eux la vue baisse avec l'augmentation du nombre d'années de service; ils commencent par ne plus voir d'aussi loin et s'aperçoivent surtout de cette différence lorsqu'ils sont rentrés chez eux et qu'ils veulent prendre un livre; les uns sont alors forcés de cesser leur lecture, les autres de prendre des lunettes à verres bi-convexes, quelquefois teintés en bleu.

Le *Scientific American*, auquel je laisse toute la responsabilité de son assertion, prétend « qu'on a recueilli, dans ces derniers temps, plusieurs exemples de gens devenus presque aveugles par suite de l'habitude où ils étaient de lire en chemin de fer. Il paraîtrait que le mouvement particulier du convoi en marche nécessite une tension violente de l'organe de la vision, tension qui finirait par produire sur la rétine des effets désastreux. »

Si cette assertion est exacte, combien plus on devrait craindre pour la vue des mécaniciens et des chauffeurs.

Il faut chercher les causes de cet affaiblissement réel et assez général de la vue chez les mécaniciens.

On les trouve d'abord dans les effets constants du

vent, surtout lorsqu'il est debout et qu'il est accompagné de poussière et de pluie; mais on les trouve encore dans le rayonnement, soit de la voie, soit du soleil, soit encore du foyer de la locomotive.

Si la couleur du sol est foncée, la vue ne se trouve pas gênée, mais si le sol est blanc, marneux, couvert de neige, les mécaniciens, obligés de regarder toujours devant eux pour prévoir et éviter tous les obstacles, sont forcés de mettre de temps en temps la main devant leurs yeux et de ne regarder que par le petit intervalle qu'ils laissent entre leurs doigts; ils abaissent encore leur casquette sur leurs yeux pour intercepter une grande partie des rayons lumineux.

Cet effet se produit sur quelques lignes ou certaines portions de ligne: ainsi sur le chemin de fer de Bourges au Guetin, où le ballast est formé par de la pierre blanche. On pourrait facilement éviter cet inconvénient en répandant sur ce ballast une légère couche de sable jaune.

Lorsqu'il fait grand soleil, que le temps est pur et sans nuage, les mécaniciens souffrent plus de la réverbération des rayons solaires que de la chaleur elle-même. Lorsqu'ils ont fait ainsi une longue course, et principalement lorsqu'ils marchent du nord au sud, ils sont obligés de fermer forcément les paupières pour intercepter le passage à un certain nombre de rayons lumineux. Lorsque le sol est trop blanc, ils sont forcés de se détourner pour se remettre un peu, d'alterner même avec le chauffeur pour ne pas cesser un instant de surveiller la marche du convoi, les signaux des cantonniers, les stations, pentes, viaducs, tunnels, etc., où des manœuvres différentes doivent être exécutées, et pour apercevoir les obstacles qui peuvent se rencontrer sur la voie.

Enfin, les mécaniciens et les chauffeurs attribuent aussi avec raison l'affaiblissement de leur vue à l'obligation où ils sont d'ouvrir fréquemment la porte du foyer, de regarder dans cette fournaise pour savoir s'il y a besoin d'ajouter du combustible; pour la houille, ils sont obligés de regarder de deux en deux minutes, sous peine de voir le feu s'éteindre ; avec le coke, le feu est moins vif, et on y regarde moins souvent. Lorsqu'ils cessent de regarder dans ce brasier, ils voient tous les objets colorés en rouge, et pour ne plus éprouver cette perception, aussitôt qu'ils ont fermé la porte du foyer, ils ferment les yeux pendant un dixième de seconde, et le mauvais effet disparaît.

Pour parer à ces inconvénients et protéger des organes aussi essentiels au plein exercice de leur profession, les mécaniciens ont employé d'abord des toiles métalliques plus ou moins serrées et de formes diverses, pour former des écrans qui se plaçaient sur la locomotive, mais ils interceptaient trop la vue, et on y a renoncé. Quelques-uns se servent encore de lunettes ou conserves, défendues sur certaines lignes et tolérées sur d'autres.

Ces lunettes sont formées de deux petites cuvettes en treillis très-fin de fil de fer, au fond desquelles se trouve enchâssé un morceau de verre. Ces deux cuvettes sont réunies au milieu par un cordon, et lorsqu'elles sont placées sur les yeux, elles y sont maintenues par une bride en caoutchouc qui vient passer derrière la tête; ils s'en servent lorsque le temps est très-mauvais, que le soleil est trop ardent, ou lorsqu'ils marchent en double, c'est-à-dire lorsqu'il y a deux machines.

Ces lunettes spéciales sont parfois remplacées par des lunettes ordinaires à verres colorés en vert ou en bleu.

Ceux qui sont colorés en vert ont, entre autres inconvénients, celui d'altérer la couleur des objets; ceux qui sont colorés en bleu ont le même défaut, mais à un moindre degré ; il vaudrait mieux employer des verres bleu-noir, dits *verres neutres;* ils ne changent point la couleur des objets, et les montrent seulement beaucoup moins colorés, comme ils le seraient par un beau clair de lune.

Les constructeurs de locomotives et les compagnies ont compris combien il serait utile pour les mécaniciens, et même pour la sécurité des voyageurs, de protéger la vue de celui qui conduit la locomotive.

Sur certaines lignes, et notamment sur les lignes de Lyon, d'Orléans, de la Méditerranée, on a adapté, derrière la locomotive, et devant la place où se tient le mécanicien, un écran composé d'une tôle ou d'une planche percée de deux trous d'environ 20 à 25 centimètres de diamètre et espacés entre eux de 20 à 25 centimètres. Ces deux trous sont remplis par deux verres à surfaces planes ou légèrement convexes, qui permettent ainsi de voir et protégent les yeux.

Cet écran, qui est grand et large, protége encore le mécanicien contre la grêle, la poussière, la pluie, et surtout contre le vent frais qui vient de face.

Ces écrans ont été placés principalement sur les machines Crampton, qui font le service des express-trains. Sur le chemin de Lyon, l'écran est placé sur la partie postérieure de la chaudière. La vue du mécanicien est bien protégée en avant, mais il se trouve un peu gêné dans la manœuvre du levier de marche qui se trouve derrière et qu'il ne peut atteindre qu'en contournant l'écran avec son bras. On a cherché, sur le chemin d'Orléans, à remédier à cet inconvénient en plaçant l'écran plus avant, c'est-à-dire à 70 centimètres environ de la partie postérieure de la chaudière : la manœuvre est alors facile, parce que le levier de marche se trouve à la main du mécanicien; mais les verres sont trop petits, surtout à cette distance, pour protéger suffisamment les yeux du mécanicien; ensuite ils se salissent très-promptement par le crachement de la machine, par la pluie, par la poussière, et le mécanicien ne peut pas les nettoyer assez souvent à cause de leur éloignement. Il faut alors qu'il se place entre la chaudière et la rampe, et il n'a plus sous la main les différents leviers qu'il manœuvre incessamment.

Ces deux dispositions d'écran ont chacune leur défaut particulier en ce qui concerne la vue ; mais l'écran en lui-même a un défaut propre, c'est de produire l'effet remarquable de remou dont j'ai déjà parlé à l'article *Vent.*

A cet effet de remou, et au froid excessif qu'ils ressentent dans le dos, les mécaniciens attribuent les affections catarrhales beaucoup plus fréquentes dont ils sont atteints, et quelques péripneumonies plus nombreuses qui ont été observées depuis l'usage des écrans.

Ces remarques utiles, et que je consigne le premier, feront sans doute hésiter les compagnies à persévérer dans la pose des écrans sur les machines qui en sont dépourvues, jusqu'à ce que l'on soit parvenu, par de nouvelles dispositions, à éviter les inconvénients graves de ceux employés aujourd'hui.

DE L'ODORAT.

L'odorat est un sens qui se développe généralement chez les mécaniciens et les chauffeurs; je n'en ai trouvé que quelques-uns qui m'aient déclaré l'avoir perdu ou l'avoir vu s'affaiblir.

Malgré la rapidité du courant d'air, lorsque les fusées des essieux et les boites à graisse s'échauffent, les mécaniciens s'en aperçoivent très-promptement à l'odeur de graisse ou d'huile brûlées.

Il en est de même lorsque les tiges des pistons ou les coussinets des bielles viennent à s'échauffer.

Les brouillards ont pour eux des odeurs différentes et très-sensibles suivant les localités, et ils les perçoivent surtout lorsqu'ils entrent dans un second brouillard, après avoir traversé une clairière.

Un mécanicien de la ligne de l'Est me disait qu'il y avait des brouillards très-puants et très-mauvais d'Epernay à Vitry-le-Français, et qu'il les sentait bien longtemps avant de les traverser. Il les trouvait plus odorants en marche que pendant les stations. Certains d'entre eux pourraient parfois reconnaître leur route rien que par l'odeur caractéristique qui s'échappe de certaines usines échelonnées sur les côtés de la ligne. Toutefois on a remarqué que l'odorat est moins développé lorsqu'il fait très-froid.

C'est donc chez les mécaniciens et les chauffeurs un sens qui prend du développement et qui peut, dans certains cas, suppléer la vue ou au moins lui venir en aide.

DU GOUT, DE LA FAIM, DE LA SOIF, DES BOISSONS.

Quoique la faim, la soif, appartiennent plutôt à la digestion, j'ai cru devoir les associer ici au mot *Goût*.

Je n'ai remarqué aucune différence sur le sens du goût, cependant les aliments ne paraissent pas aussi bons lorsqu'ils sont pris sur la locomotive que lorsqu'ils sont pris en dehors du service.

L'appétit est, en général, très-bon, et il est rare que les mécaniciens et les chauffeurs n'aient pas faim lorsqu'ils descendent de la machine, il faut alors qu'ils soient bien fatigués par un excès de service ou par un trop mauvais temps. Ordinairement l'appétit devient plus fort lorsque ces hommes commencent à voyager, et ils dévorent alors une nourriture qu'ils prennent et doivent prendre très-substantielle pour pouvoir suffire à ce rude travail. La viande et le vin forment la base essentielle de ce régime alimentaire; quelques-uns font une grande consommation de café. Ils mangent moins de légumes et surtout de poisson qui ne les soutient pas assez.

Ils ont généralement plus faim lorsque le temps est sec et que l'air est un peu vif et froid que lorsque la température est très-élevée ou l'air saturé d'humidité ou de brouillard.

Les mécaniciens et les chauffeurs peuvent rarement manger en route. Ceux qui conduisent les locomotives des voyageurs mangent avant de partir ou en arrivant; ceux qui conduisent les trains de marchandises, qui sont plus lents, emportent bien à boire et à manger dans un panier, mais ils sont forcés de le mettre dans les coffres du tender, et alors, lorsqu'ils veulent manger, le liquide est chaud, les aliments sont éventés et moins appétissants.

Ce qu'éprouvent surtout les mécaniciens et les chauffeurs, lorsqu'ils quittent les ateliers pour faire leurs premiers voyages, c'est une soif ardente qui finit cependant par s'apaiser chez quelques-uns par l'habitude du service. Cette soif est plus considérable par les fortes chaleurs, les grands froids, et augmente avec la vitesse des trains; elle est généralement plus développée chez les chauffeurs que chez les mécaniciens.

Lorsque ces hommes sont sur des trains par un temps très-chaud et lourd ou par un soleil ardent, devant une machine en feu, ils respirent moins activement; en effet, ils ont moins besoin de produire de la chaleur, mais, au contraire, de boire beaucoup pour résister à la température ambiante par la transpiration.

Cette soif est si grande chez eux que, lorsque les machines font de l'eau en route, ils laissent rarement échapper l'occasion de s'emparer du tuyau pour se rafraîchir. Beaucoup d'entre eux composent des boissons qui leur plaisent davantage que l'eau pure et qui s'accommodent mieux à leur tempérament.

Les uns emportent du thé froid et sucré, ce sont surtout les mécaniciens et chauffeurs anglais ; les autres de la limonade, un mélange d'eau et de vinaigre framboisé, une décoction de réglisse, du cidre, mais rarement du vin, qui paraît mauvais sur les locomotives. Quelques compagnies font préparer, en été, des boissons qu'ils peuvent emporter à volonté.

La compagnie d'Orléans en fait une qui me paraît très-bonne et bien appropriée à sa destination.

Voici la recette :

Infusion de café	1500	grammes.
Eau-de-vie	1000	
Cassonade	500	

pour 50 litres d'eau.

On tient cette boisson au frais dans une cave, où les ouvriers peuvent aller en chercher.

Mais il faut encore pouvoir tenir la boisson fraîche pendant le trajet. Pour atteindre ce but, les uns enterrent la bouteille dans une caisse remplie de sable et laissent le couvercle ouvert ; les autres suspendent leur bouteille au-dessous du tablier mobile qui joint la locomotive au tender; d'autres enfin trempent un linge dans l'eau chaude, le tordent et s'en servent pour envelopper la bouteille, qui est ensuite suspendue en dehors du tender.

L'évaporation rapide produite par l'air et la vitesse du train occasionne un refroidissement tel que la boisson devient bientôt comme glacée, il ne faut en boire alors qu'en petite quantité et en prenant certaines précautions.

DU TOUCHER.

Le sens du toucher n'est aucunement modifié par le service des machines, et si on examine les mains des mécaniciens et des chauffeurs, on n'y trouve aucun durillon capable de faire pressentir la profession.

Leurs mains portent assez souvent de nombreuses cicatrices provenant de blessures faites par des outils alors qu'ils travaillaient dans les ateliers. On y remarque parfois des cicatrices plus larges, plus étendues, plus superficielles, suites de brûlures occasionnées par le foyer ou la vapeur de la locomotive.

DE L'INNERVATION.

On pourrait croire que les vicissitudes atmosphériques, les secousses répétées de la machine ou même les épreuves terribles auxquelles certains mécaniciens ou chauffeurs ont été soumis, ont une action notable sur leurs fonctions intellectuelles et sur le développement de la folie. Je n'ai pu obtenir, à cet égard, que des renseignements très-incomplets.

J'ai appris cependant que des mécaniciens effrayés, sans doute, de la responsabilité immense qui pèse sur eux ont été obligés, pour cette seule cause, de quitter le service des machines pour rentrer dans les ateliers.

Un ingénieur en chef de la traction sur une grande

ligne me disait avoir observé que les mécaniciens, remarquables par leur intelligence et leur sang-froid sur leurs machines, devenaient hors de là les hommes les plus faciles à conduire dans leur ménage; leur apathie prend chez eux un tel empire que presque toutes leurs femmes les dirigent comme des enfants.

On observe cependant chez eux très-peu de cas de folie, j'en ai trouvé un seul exemple chez un mécanicien du chemin de fer de Lyon, mais cette maladie pouvait être aussi attribuée à l'intempérance, car ce mécanicien buvait beaucoup d'absinthe.

Chez un autre mécanicien, j'ai observé quelques accidents particuliers assez semblables à la folie toutes les fois qu'il termine son service sur une locomotive. Il est juste de dire cependant que cet homme a un frère aliéné.

J'ai interrogé plusieurs célèbres médecins qui s'occupent spécialement d'aliénation mentale, et tous m'ont répondu n'avoir jamais eu l'occasion de constater aucun cas de folie qui puisse être attribué à l'exercice des deux professions que j'étudie.

La peur peut produire certains accidents nerveux remarquables.

En mai 1856, un mécanicien qui avait fait un assez long voyage avec sa machine avait négligé de se reposer le lendemain avant de reprendre son service pour revenir à Paris. Vers le milieu du parcours, il fut pris d'une envie de dormir invincible. Il crut convenable de choisir un intervalle de station assez long pour s'abandonner quelques instants au sommeil. Après avoir mis sa machine en état, il la confia à un élève mécanicien, mais celui-ci oublia de laisser arriver l'eau qui devait alimenter la chaudière, bientôt elle fut vidée, fut rougie par le feu et devint tellement incandescente que le bois qui lui sert d'enveloppe extérieure prit feu.

Le convoi s'arrêta immédiatement et on fut obligé d'expédier de Paris une machine de renfort pour ramener le convoi. Le mécanicien, réveillé brusquement par cet accident, fut saisi d'accidents nerveux considérables et obligé de prendre le lit où il fut retenu pendant plus de huit jours.

Ce fait m'en rappelle un autre qui m'a été rapporté par un ingénieur. A l'origine des chemins de fer, en France, et à une époque où il y avait disette de mécaniciens, ils étaient surchargés de travail. Sur une ligne où le service était très-actif, le mécanicien, le chauffeur, le garde-frein, l'inspecteur même du train, étaient tous exténués de fatigue et tout le monde dormait. Le convoi allait à grande vitesse et au hasard, lorsqu'un autre convoi le croisa sur l'autre ligne; le mécanicien qui dirigeait ce dernier, ne voyant personne sur la locomotive du train qui marchait en sens opposé du sien, fit agir puissamment son sifflet et parvint à réveiller brusquet ment le mécanicien qui se remit aussitôt à son poste :

mais effrayé des conséquences graves que pouvait avoir son incurie, il fut pris d'un tremblement nerveux qu'il conserva plusieurs jours.

Dans les accidents de chemins de fer, les effets de la peur ne sont pas toujours immédiats. En voici un exemple. Un mécanicien conduisait, en 1855, un train de banlieue, lorsqu'au détour d'une courbe il aperçut les signaux rouges, mais le train signalé n'étant plus qu'à 75 mètres environ, il vit bien qu'un choc terrible allait avoir lieu.

En effet, quelques secondes s'étaient à peine écoulées, que les tampons des deux locomotives se heurtaient rudement. La locomotive qu'il montait se dressa sur les roues de derrière pour retomber bientôt et d'aplomb sur ses six roues. Le mécanicien et le chauffeur eurent seulement quelques contusions et plusieurs wagons furent endommagés. Le mécanicien et le chauffeur, enchantés d'avoir ainsi échappé à un aussi grand danger, travaillèrent gaiement jusqu'à cinq heures du matin pour réparer le dégât ; ils burent et mangèrent comme les autres ouvriers.

Enfin le mécanicien rentra à son domicile et se coucha. Dix minutes étaient à peine écoulées et au moment où, brisé par la fatigue, il songeait à s'endormir, que le souvenir de l'accident revint à son esprit ; il eut alors une sueur froide, avec un tremblement nerveux de tous les membres, les dents se choquaient avec violence et il fut plus d'une demi-heure dans ce triste état. Il s'endormit enfin, mais son sommeil fut court et très-agité.

Si on pouvait mettre ainsi sur le compte des chemins de fer quelques accidents cérébraux, qui sont d'ailleurs en proportion très-minime, on doit alors rapporter à leur heureuse action la guérison de certaines affections nerveuses qui n'avaient été qu'adoucies par les agents médicaux.

Un mécanicien avait depuis longtemps de violentes douleurs névralgiques dans la tête : il monte sur les machines, et après quelques voyages il est complétement guéri.

Un autre mécanicien a assez souvent la migraine; s'il en est affecté lors de son service sur sa locomotive, les accidents se calment promptement et se passent entièrement pour ne plus revenir.

DE LA RESPIRATION.

On pourrait présumer que les chemins de fer ont quelque influence notable sur les organes respiratoires des mécaniciens et des chauffeurs, et cependant elle est très-légère. La respiration est plus gênée lorsqu'ils brûlent de la houille ; elle ne l'est pas lorsqu'ils se servent de coke. La gêne de la respiration augmente en général avec la vitesse du convoi. Dans les express-trains, et aussitôt que le mécanicien a atteint le *summum* de vitesse prescrit par son itinéraire, il éprouve un sentiment d'oppression et de plénitude ; mais il ferme alors la bouche, respire par le nez, met la tête un peu de côté, et bientôt la respiration prend son rhythme normal, et, quelle que soit ensuite la longueur du trajet, la respiration reste libre comme s'il conduisait un train de marchandises. On observe encore chez quelques-uns d'entre eux que la respiration est plus courte lorqu'ils sont très-fatigués et que le vent est debout. Ils ont généralement peu d'affections des voies respiratoires.

DE LA CIRCULATION.

La rapidité de la course, la trépidation de la machine, l'action incessante de l'air sur tout le corps, la tension perpétuelle de l'esprit, etc., sont des causes qui doivent augmenter beaucoup le mouvement circulatoire chez les mécaniciens et les chauffeurs. Ce fait est exact et s'exprime presque uniformément chez tous par les battements rapides du pouls après le service, par une teinte vive et colorée de la peau, et différemment chez chacun d'eux par d'autres signes incontestables.

Chez celui qui descend de sa machine, c'est par un frémissement passager qui lui parcourt tout le corps, et particulièrement les articulations ; il ne peut alors manger immédiatement ; chez un autre, par des étourdissements, de la céphalalgie sus-orbitaire et des battements répétés dans les régions temporales; un troisième ne peut manger en quittant son service, sans devenir rouge-pourpre : il est obligé alors de se reposer au moins une demi-heure avant de prendre son repas.

D'autres enfin ont des crampes fréquentes et douloureuses, ou tout au moins le sommeil interrompu et agité lorsqu'ils veulent dormir. Tels sont les accidents les plus légers, le plus ordinairement observés; mais il en est d'autres plus graves qui se traduisent par des congestions cérébrales constatées malheureusement à la suite d'accidents mortels. Ces congestions arrivent surtout au milieu du service, lorsque le mécanicien et le chauffeur sont montés sur la locomotive; ils en tombent alors, et, presque toujours écrasés par les voitures du convoi, on ne peut plus relever qu'un cadavre. J'ai recueilli différents exemples de ces accidents, qui seront rapportés en entier plus tard. Je me borne actuellement à l'énoncé de ce fait.

DE LA DIGESTION.

En général, la digestion est très-bonne chez des hommes aussi robustes, et le travail sur les locomotives paraît l'activer encore. S'ils ont eu une digestion un peu mauvaise ou un peu d'inappétence, il leur suffit de se mettre en route pour voir disparaître ces légers accidents et revenir un excellent appétit qui ne les quitte jamais. Dans l'état de santé, s'ils montent sur leurs machines immédiatement après leur repas, ils s'aperçoivent très-bien que la digestion est plus rapide. L'assimilation des substances alimentaires est facile et régulière ; la nourriture fortement réparatrice est composée ordinairement de viandes prises deux fois par jour. A ces deux causes donc, aussi bien qu'à l'air vif et pur qu'ils respirent habituellement, on doit attribuer l'embonpoint que prennent surtout les mécaniciens, lorsqu'ils sont restés quelque temps sur les machines.

La défécation est ordinairement réglée et a lieu en dehors du service ; mais il ne faut pas croire cependant que même sur leur locomotive ils soient obligés de se contraindre. Ils ont trouvé moyen de satisfaire aisément cet impérieux besoin ; ils sont d'ailleurs assez fréquemment constipés ; le tremblement de la machine rend l'émission des urines un peu difficile pour celui qui fait ainsi un premier voyage, mais il s'y habitue promptement, et se trouve bientôt aussi libre que s'il était à terre.

DE LA GÉNÉRATION.

Quoiqu'ils consentent peu à faire cet aveu, il est cependant certain que les facultés génératrices se développent chez les mécaniciens et les chauffeurs et ils paraissent plus portés aux plaisirs de l'amour que les autres ouvriers, surtout lorsqu'ils ont fini leur service sur les locomotives. Lorsque les mécaniciens font un long service de nuit, ils éprouvent assez fréquemment des érections douloureuses. On peut les attribuer à la fatigue, au tremblement répété de la machine et aux secousses continuelles qu'éprouvent les parties génitales, mais encore, avec autant de raison, à la chaleur du robinet réchauffeur devant lequel le mécanicien est constamment placé et qui se trouve juste à la hauteur des organes sexuels.

CLASSIFICATION DES PROFESSIONS DE MÉCANICIEN ET DE CHAUFFEUR.

Mon embarras a été grand lorsqu'il m'a fallu introduire dans les classifications de Fourcroy ou de Patissier les professions de mécanicien ou de chauffeur employés sur les locomotives, etc.

Ce sont en effet des hommes spéciaux, ayant des fonctions spéciales, exposés à toutes les intempéries, obligés de se tenir constamment debout pendant de longues heures, de jour ou de nuit, éprouvant pendant cette longue station des secousses perpétuelles dans tout le corps.

Suivant Fourcroy, on devrait ranger les professions de mécanicien et de chauffeur dans le sixième ordre de sa deuxième classe : *Maladies causées par la station trop longtemps prolongée*, comme les crocheteurs, les coureurs, les menuisiers, etc.

Suivant Patissier, elle devrait être placée dans le premier ordre de sa troisième classe : *Maladies causées par l'excès ou le défaut d'exercice*, comme les courriers, postillons, chasseurs, etc.

Peut-être faudrait-il l'assimiler à certaines professions qui travaillent continuellement debout, comme les compositeurs, les serruriers, ou à celles dans lesquelles il y a une grande application des yeux.

Je suis cependant obligé de faire remarquer la dissemblance énorme qui existe entre toutes ces professions. Les uns s'agitent et contractent véritablement certaines affections par excès d'exercice. Les mécaniciens et chauffeurs, au contraire, sont presque sédentaires et immobiles pendant tout leur trajet, mais il ne s'ensuit cependant pas de là qu'on puisse les ranger dans la classe de ceux qui sont malades par défaut d'exercice, comme les compositeurs d'imprimerie, etc.; il faudrait donc les placer dans une position exactement intermédiaire.

La seule profession avec laquelle j'ai trouvé une légère analogie, et encore faudrait-il supposer que les trains marchent avec la plus petite vitesse possible, c'est celle de laquais se tenant debout derrière une voiture.

Je trouve en effet ici la station debout avec une certaine trépidation produite par la voiture et l'exposition à certaines vicissitudes atmosphériques, mais cependant l'examen de ces deux professions ne peut supporter la moindre comparaison soutenue.

La station, quoique continuée moins longtemps que la marche et la course, fatigue davantage, probablement parce que les extenseurs sont toujours en action, tandis que les fléchisseurs sont en repos, ce qui n'arrive pas dans la course ou dans la marche.

Les métiers, dit Ramazzini, qui exigent que ceux qui les exercent soient debout, exposent principalement aux varices, et Patissier ajoute qu'ils produisent des ulcères aux jambes, de la faiblesse dans les articulations, des douleurs néphrétiques et des douleurs de reins. Mais ces auteurs n'ont dû parler que de professions s'exerçant ainsi à couvert et dans la station immobile; nous avons ici au contraire une profession réunissant l'immobilité longtemps prolongée avec une fatigue énorme produite par la trépidation de la machine et par l'action incessante de l'air, dont la constitution se trouve fréquemment modifiée par une multitude de circonstances.

Il me suffit d'avoir bien fait connaître cette profession pour qu'il soit facile de la faire entrer plus tard dans une nouvelle classification; mais je crois que, pour cette profession comme pour beaucoup d'autres anciennes ou nouvelles, il y a une classification complète à faire.

DES MALADIES DES MÉCANICIENS ET DES CHAUFFEURS.

DES AFFECTIONS MÉDICALES.

J'ai parlé, en commençant cette étude, de l'heureuse influence des chemins de fer sur la santé des mécaniciens et des chauffeurs. Si elle est réelle, ce qui est évident pour tout le monde, il n'est pas moins évident aussi qu'ils ne sont pas pour cela entièrement exempts d'affections médicales ou chirurgicales. Le bien-être dans lequel les mécaniciens se trouvent, eu égard à leur salaire et aux faibles dépenses du ménage, lorsque les aliments ne sont pas à un prix aussi élevé qu'aujourd'hui, fait que quelques ouvriers de cette classe se plongent dans des excès de boisson qui les énervent et leur rendent les fatigues de la profession encore plus pénibles.

En général, les chauffeurs, moins bien payés et par conséquent moins bien nourris et vêtus moins chaudement, sont plus souvent malades que les mécaniciens.

Courbature. Lumbago. — Lorsque les mécaniciens et les chauffeurs commencent à monter sur les machines, ils éprouvent, après un long trajet, une courbature générale et une fatigue extrême dans les jambes et souvent un lumbago.

Cette fatigue est telle que, lorsqu'ils sont à terre, ils ne peuvent faire la course la plus petite. Un d'eux me disait que, dans les premiers jours de son service au chemin de fer de Lyon, il lui avait été impossible d'aller à pied jusqu'à l'École des Mines, rue d'Enfer, et qu'il avait dû se faire reconduire en voiture. Cet effet cesse bientôt, autant peut-être par l'habitude de se tenir debout que par la position qu'ils savent prendre pendant le trajet pour amoindrir les secousses produites par la trépidation de la machine.

Les ingénieurs, les chefs de trains, et en général ceux qui, par leurs fonctions, sont obligés d'aller quelquefois sur les machines et surtout les mécaniciens et les chauffeurs, dans le commencement de leurs nouvelles fonctions, se tiennent roides, les jambes rigidement tendues sur les cuisses et ne formant qu'un seul tout. Ils sont amenés ensuite à se tenir sur la pointe des pieds, seule attitude paraissant convenable pour éviter les secousses trop fortes ; mais, dans un long trajet, il n'est plus possible de maintenir cette position, ils appuient alors tout le pied et éprouvent une courbature et des douleurs lombaires presque inévitables. Bientôt ils remarquent qu'ils fatiguent moins en laissant toutes les articulations libres, et surtout en laissant les cuisses fléchir sur les jambes et sur le bassin. Ils deviennent élastiques et paralysent ainsi les effets des secousses répétées de la locomotive. On peut alors dire d'eux qu'ils ont le pied mécanicien, comme on dit des matelots qu'ils ont le pied marin.

Rhumatisme. Douleurs. — Ordinairement les mécaniciens et les chauffeurs vont ainsi très-bien pendant quelques années; mais à peine ont-ils fait dix ans de service continu, et quelquefois plus tôt, qu'ils commencent, sous l'influence de ces secousses incessantes et surtout des vicissitudes atmosphériques, à ressentir des douleurs dans les extrémités inférieures droites principalement, avec un froid considérable aux genoux; ces douleurs se propagent ensuite au bras droit. Cet effet sur le côté droit est presque constant chez les mécaniciens et dépend évidemment de la position qu'ils occupent sur la locomotive. Appuyés sur la jambe droite et présentant toujours le bras droit en avant pour manœuvrer les leviers de leur machine, la partie droite du corps est plus mouillée, plus ventilée, plus refroidie que la partie gauche. Je n'ai trouvé qu'un seul mécanicien se tenant sur la jambe gauche et manœuvrant avec la main gauche, parce qu'il était gaucher; chez lui les douleurs existaient à gauche et non à droite.

Ces douleurs sont presque toujours rhumatismales, elles ont quelquefois débuté par un rhumatisme aigu, puis sont passées à l'état chronique et font souffrir ceux qui en sont atteints, surtout pendant les changements de temps et dans la mauvaise saison.

Maladie des mécaniciens. — Ces douleurs rhumatismales ne sont pas les seules, il y en a évidemment d'une autre espèce et qui atteignent alors la généralité des mécaniciens et des chauffeurs. Ce sont des douleurs sourdes, continues, persistantes, accompagnées d'un sentiment de faiblesse et d'engourdissement ; elles rendent la marche et la station debout très-pénibles, se font sentir dans la continuité des os et dans les articulations fémoro-tibiales et tibio-tarsiennes, à droite et à gauche indistinctement. Quelques-uns, lorsqu'ils sont restés longtemps assis, ont de la peine à marcher en se levant; d'autres éprouvent cette difficulté en descendant de leur locomotive. Un mécanicien m'affirmait que, lorsqu'il terminait son service et descendait de sa machine, il éprouvait des douleurs dans le tibia; il lui semblait que c'était dans le centre de l'os et qu'on y versait quelque chose goutte à goutte. Ces douleurs dépendent probablement d'une affection de la moelle épinière qui a pour cause la station debout trop prolongée et la trépidation continuelle et presque inévitable des locomotives. Elles augmentent avec le nombre d'années de travail sur les machines, entravent la bonne volonté des mécaniciens, les forcent à demander des services plus doux, comme celui de chefs ou sous-chefs de dépôt, et à abandonner complétement les voyages sur les locomotives.

Je donnerai à cette affection particulière, commune aux mécaniciens et aux chauffeurs, le nom de *maladie des mécaniciens*.

Quelle que soit la nature des douleurs éprouvées par les mécaniciens surtout, il est certain que c'est une affection persistante et que c'est par les jambes qu'ils doivent manquer. Il y en a peu qui puissent faire ce service actif pendant plus de dix-huit ans et je ne crois pas qu'ils puissent jamais dépasser vingt ans.

J'ai interrogé les plus anciens mécaniciens des lignes françaises ayant douze, quinze, dix-huit et même vingt ans de service sur les machines, et je puis certifier qu'arrivés à cette dernière période, ce sont des hommes usés et peu capables de continuer, sans danger pour leur santé, un service aussi fatigant. Il faudra leur donner une occupation moins pénible qui leur permettra d'être encore utiles à leurs administrations.

Par un rapprochement assez curieux, il résulte que des effets analogues ont été observés chez les animaux de l'espèce bovine lors de la grande exposition agricole universelle de Paris, en 1856.

Je lis en effet dans le rapport manuscrit de mon savant ami M. Reynal, chargé du service vétérinaire :

« Sur un assez grand nombre d'animaux de l'espèce bovine qui avaient été transportés par le chemin de fer, j'ai remarqué que les pieds, les articulations du genou, du jarret et du boulet étaient très-sensibles; chez quelques-uns, les gaines des tendons et des articulations étaient même distendues.

» Cet état de fatigue m'a paru être la conséquence du poids et de l'embonpoint des animaux, ainsi que du mouvement continuel de roulis auquel ils avaient été soumis dans les wagons; ce mouvement est d'autant plus sensible que les animaux restent presque constamment dans la station debout. »

Névralgie. — Quelques mécaniciens ont eu des névralgies faciales, surtout du côté droit, et ils les attribuent à l'air froid qui frappe sans cesse la face à droite, à cause de la position particulière qu'ils prennent pour faire les changements de marche.

Ils ont encore des névralgies sciatiques et prétendent qu'ils les doivent au peu de hauteur des rampes qui ne les garantissent pas suffisamment; ils les doivent surtout aux vicissitudes atmosphériques auxquelles ils sont exposés, exactement comme les courriers dont parle Patissier (1), qui, pour les affaires publiques, changent souvent de chevaux et portent des nouvelles dans différents endroits.

Crampes. — Beaucoup de mécaniciens et de chauffeurs ont des crampes, surtout pendant la nuit et le sommeil. Ces crampes sont tellement violentes, qu'ils

(1) *Traité des Maladies des artisans*, p. 288, in-8°, 1822.

sont obligés de se jeter précipitamment hors du lit pour les faire cesser. Ces crampes ont presque toujours leur siége dans le mollet; elles arrivent surtout chez les nouveaux mécaniciens et chauffeurs ou chez ceux qui, ayant eu longtemps une machine très-douce, sont obligés de monter sur une machine très-dure et qui secoue beaucoup. Il y a alors des efforts continuels des muscles pour obtenir une station sur la pointe des pieds, position qui diminue la force de la trépidation, mais qui ne peut s'obtenir que par une forte contraction des muscles de la partie postérieure de la jambe.

Fièvres intermittentes. — Il y a des mécaniciens et des chauffeurs qui contractent les fièvres intermittentes même sur les machines et en traversant seulement les pays marécageux à l'époque où règnent ces fièvres; ainsi, en Sologne, sur le chemin de fer de Roanne, entre Epernay et Châlons, entre Montereau et Tonnerre. Sur cette dernière ligne, qui parcourt ainsi toute la vallée de la Seine, dans un pays très-humide, un chauffeur a été plusieurs fois atteint des fièvres parce que son service l'appelait à monter sur son tender et à faire seulement ce trajet. Les fièvres ne venaient jamais autrement. Ces accidents étaient tellement marqués et évidents, qu'il fut obligé de changer de profession, et depuis ce temps cet homme n'a pas eu le moindre accès de fièvre.

Bronchite. Phthisie. — Parmi les jeunes mécaniciens et chauffeurs on voit quelquefois se développer quelques-uns des accidents qui peuvent faire craindre le développement de la phthisie, comme des bronchites fréquentes, de l'oppression, des hémoptysies; on les fait alors quitter le service des machines pour les faire rentrer dans les ateliers, mais une fois qu'ils sont habitués à l'air vif que l'on respire sur la locomotive, on les voit rarement devenir phthisiques. Je dirai plus : c'est qu'on a remarqué l'influence heureuse des chemins de fer sur la guérison de cette cruelle maladie chez certains mécaniciens et chauffeurs qui en paraissaient déjà gravement atteints antérieurement et qui ont persisté à faire et à continuer leur service sur les locomotives.

Pneumonie. Pleurésie. — On voit quelquefois la pneumonie ou la pleurésie se développer chez les mécaniciens et chauffeurs. Ils contractent ces dangereuses maladies : 1° lorsqu'ils sont mouillés trop longtemps par une pluie froide et qu'ils ne peuvent s'en garantir suffisamment; 2° lorsqu'ils sont obligés de remettre sur eux des vêtements imbibés d'eau et qui n'ont pas eu le temps de sécher; 3° ou encore par suite du refroidissement qu'ils éprouvent au passage des souterrains.

Ictère. — Cette maladie les atteint quelquefois après

de grandes fatigues et surtout vers l'automne; mais elle est aussi l'effet de la peur. En 1855, un mécanicien, en montant la rampe d'Etampes, aperçoit le signal rouge et bientôt après un train courant sur lui avec vitesse; il renverse sa vapeur, le mécanicien du train opposé en avait fait autant, et les deux convois arrivent ainsi et s'arrêtent à quelques mètres l'un de l'autre.

Effrayé du danger auquel il vient d'échapper, cet homme est pris instantanément d'un tremblement nerveux considérable qui ne l'empêche pas cependant de continuer son service; mais une heure après environ, en arrivant à Orléans, il avait un ictère très-prononcé et il était obligé de prendre le lit.

Depuis ce temps, lorsqu'il descend de service, il a toujours les yeux un peu jaunes et il éprouve constamment une douleur sourde dans la région du foie; cependant ses digestions sont bonnes.

Diarrhée. — Lorsque les mécaniciens et chauffeurs commencent cette profession, il leur arrive parfois des dérangements des voies digestives qui se terminent souvent par de la diarrhée; le froid, l'humidité, les secousses sont presque toujours les causes de cette affection; si le repos et un traitement approprié ne parviennent pas à arrêter définitivement cette diarrhée et qu'elle revienne à chaque reprise de service, il faut renvoyer ces malades dans leurs ateliers, où ils reprennent vite leur bonne santé habituelle.

Cystite. — Vers 1850, sur le chemin de fer du Nord, beaucoup de mécaniciens et de chauffeurs se plaignaient d'éprouver de la douleur dans la vessie. On attribua ces accidents au froid qui les prenait par-dessous les paletots. Ils ont guéri et évité ensuite le retour de ces accidents en mettant sur le ventre une petite peau d'agneau.

Fièvre typhoïde. — On a vu la fièvre typhoïde survenir chez un mécanicien qui avait éprouvé une vive émotion à la suite d'un coup de tampon.

En 1856, il est mort un mécanicien de la ligne d'Orléans, à la suite d'une fièvre typhoïde grave qui a résisté aux moyens énergiques employés pour la combattre.

Choléra. — Quoique cette terrible maladie paraisse sévir très-peu sur cette classe d'hommes, ils n'en sont cependant pas exempts. Ainsi, dans l'épidémie de 1849, tous les mécaniciens et chauffeurs du dépôt de Paris (ligne de l'Est) avaient été épargnés, mais en 1854 le dépôt d'Epernay a fourni plusieurs malades.

Au moment où j'avais sous presse cette partie de mon travail dont j'avais lu un exposé dans la séance de l'Académie impériale de Médecine du 10 février 1857, on me communiqua les conclusions d'une note présentée postérieurement à l'Académie des Sciences, dans la séance du 25 février 1857, par M. le docteur H. de Martinet :

« L'exposition sans abri sur les locomotives, dit l'auteur, expose les mécaniciens à une maladie professionnelle, développée par l'inspiration des gaz oxyde de carbone et acide carbonique qui s'échappent du foyer.

» Le système nerveux est lésé, les sujets maigrissent, la faculté génératrice s'éteint ; le corps est agité de soubresauts, de convulsions, l'intelligence faiblit. »

Lors de la longue enquête que j'ai faite, j'ai interrogé avec soin plusieurs centaines de mécaniciens et de chauffeurs, et je déclare n'avoir rien observé de semblable.

Je crois devoir ajouter que tous les médecins de chemins de fer regardent ces assertions comme complétement inexactes.

DOCUMENTS STATISTIQUES MÉDICAUX.

Les rapports généraux des médecins en chef des compagnies sont encore trop incomplets pour que l'on puisse les utiliser lorsqu'on fait l'étude des professions. Si on y indique les professions, on ne peut savoir quelles sont les maladies qui s'y rapportent, ou si on y parle des maladies, on ne voit pas le moyen d'y rattacher telle profession plutôt que telle autre. Cependant je dois dire que M. Brun, un des médecins en chef de la ligne du Nord, a bien voulu me communiquer quelques-uns de ses rapports, dont j'ai pu tirer quelque parti ; j'y vois :

	Mécan.	Chauff.	Total.
En 1849, sur 380 blessés ou malades...	13	19	32
1850, sur 450 — — ...	20	16	36
1851, sur 428 — — ...	8	37	45

J'en aurais tiré un plus grand profit si j'avais pu connaître quelles avaient été les blessures ou les maladies de ces mécaniciens et chauffeurs.

MORTALITÉ.

En résumé, il y a chez les mécaniciens et les chauffeurs peu d'affections médicales graves et capables de compromettre leur existence : aussi les relevés statistiques des différentes compagnies prouvent-ils, sous ce rapport, que la mortalité est plus faible chez eux que chez les autres ouvriers des chemins de fer, mais ces chiffres ne sont plus les mêmes lorsqu'il s'agit de la mortalité par suite d'affections chirurgicales. Ils prennent alors, avec les conducteurs, la tête de la liste, et chaque année ils ont à déplorer la perte de plusieurs d'entre eux, victimes de leur devoir et trop souvent de leur imprudence.

DES AFFECTIONS CHIRURGICALES.

Les affections chirurgicales des mécaniciens ou des chauffeurs peuvent être le résultat de leur travail, de leur profession, comme les ophthalmies, les varices, les varicocèles, les hernies, etc., ou elles peuvent être la suite d'accidents si communs sur les chemins de fer, comme les brûlures, les contusions, les plaies, les luxations, les fractures.

Ophthalmie. — Les ophthalmies ne sont pas très-rares chez les mécaniciens et les chauffeurs, elles sont produites le plus ordinairement par l'air vif et froid ou par les poussières qui arrivent dans l'œil.

Elles sont en général légères et cèdent au traitement le plus simple.

Varices. — Comme dans toutes les professions qui exigent la station debout et prolongée, on voit ici des varices qui n'ont pas d'ailleurs une grave impotance chirurgicale ; elles n'empêchent pas ceux qui en ont de continuer leur service. Ils doivent cependant prendre la précaution de porter des bas lacés.

Varicocèle. — Quelques mécaniciens ou chauffeurs, chez lesquels il n'existait aucune prédisposition antérieure, ont vu peu à peu se développer chez eux, après quelques années passées sur les machines, des varicocèles d'un seul ou des deux côtés dont ils empêchent souvent la progression en employant de bonne heure des suspensoirs qu'ils portent continuellement, même lorsqu'ils ne sont plus sur la machine. Quelques-uns d'entre eux, afin de prévenir même ces accidents, commencent à en faire usage aussitôt qu'ils prennent ces professions, et ils en contractent tellement l'habitude qu'ils ne pourraient plus s'en passer. Ils sont d'un usage assez général sur la ligne du Nord.

J'ai vu un mécanicien qui avait un varicocèle, parce que son pied avait glissé en voulant changer un mouvement de marche.

Hernies. — On rencontre un assez grand nombre de mécaniciens et de chauffeurs atteints de hernies qu'ils ont vues se développer progressivement ou tout d'un coup dans le service des locomotives.

Tantôt c'est un mécanicien qui, voulant changer les leviers de marche, alors que la pression sur les tiroirs est trop forte, est enlevé et fait un grand écart. Il sent une vive douleur dans l'aine gauche avec tuméfaction, il a une hernie inguinale qu'il contient avec un bandage ; mais peu de temps après il voit survenir une autre hernie à droite, et aujourd'hui il continue son service avec un double bandage.

Tantôt c'est un mécanicien dont le pied glisse sur le marchepied en descendant de sa machine, il se retient vivement à la rampe et il est un instant suspendu. Il ne tombe pas, mais il sent aussitôt une vive douleur dans l'aine droite, et il a depuis une hernie inguinale droite.

Un troisième, en 1851, fait un long voyage sur une machine très-dure, et chez laquelle les boîtes à graisse fonctionnent mal. Deux jours après, il sent une vive douleur dans l'aine : il avait une hernie inguinale gauche, pour laquelle il porte toujours un bandage.

Ces trois faits, auxquels je me bornerai, prouvent comment arrivent les hernies chez les mécaniciens et les chauffeurs.

Rupture des fibres musculaires. — Les fibres musculaires peuvent se rompre ou au moins s'allonger outre mesure dans un violent effort musculaire: c'est ce qui est arrivé au chauffeur J... En changeant le levier de marche lorsque la locomotive était à fond de course, il a été obligé, quoique aidé par un homme, de faire un effort musculaire énorme. Il a ressenti alors un craquement douloureux dans la région lombaire droite ; il a pu terminer son service avec beaucoup de difficulté, mais le lendemain la douleur était tellement vive, qu'il a été forcé de garder le lit et de prendre huit jours de repos complet.

ACCIDENTS. — LEURS CAUSES.

Ce que doivent redouter le plus les mécaniciens et les chauffeurs, ce sont les accidents qui ont souvent pour eux des conséquences si graves ; ils ne sauraient donc porter trop d'attention à la surveillance de leur machine ou de la voie et aux signaux qu'on leur fait.

D'un autre côté, les administrations doivent sans cesse perfectionner leur matériel en vue de la santé de leurs mécaniciens et de leurs chauffeurs : c'est encore un moyen d'être utile aux voyageurs. C'est dans cette intention que j'ai recueilli tous les faits authentiques d'accidents dont les mécaniciens et les chauffeurs ont été victimes. La chirurgie en tirera sans nul doute d'autres enseignements.

Je vais citer un seul exemple qui prouvera combien les perfectionnements industriels peuvent être utiles, même au point de vue de la santé.

Pour conduire un train, on emploie ordinairement une locomotive qui est suivie par une voiture spéciale nommée *tender*, sur laquelle on place la provision d'eau, de combustible, etc. Ces deux voitures sont réunies par des barres et des chaînes d'attelage, et l'intervalle qui les sépare est recouvert d'un tablier mobile en tôle. Lorsqu'il arrive un accident, comme un déraillement ou un coup de tampon, la locomotive renversée ou sortie des rails s'arrête, forme, par sa lourde masse, un obstacle contre lequel vient heurter le tender, violemment poussé par les wagons, lancés eux-mêmes par l'impulsion précédemment acquise.

Le tender est soulevé violemment, il brise alors les liens qui l'attachaient à la locomotive, emporte, blesse ou tue le mécanicien et plus souvent encore le chauffeur.

Telle est encore généralement l'ancienne disposition des locomotives ; mais, principalement depuis l'Exposition universelle, on a construit des *machines-tender* qui ne forment plus qu'un seul et même appareil, et je sais qu'au point de vue où je le considère il a été jugé très-favorablement par certains ingénieurs, surtout dans la circonstance suivante :

Sur le chemin de l'Ouest, et pour franchir la rampe d'Asnières à Viroflay, on avait l'habitude de mettre, au premier de ces points, une locomotive de renfort avec son tender ; lorsqu'elle était arrivée à cette station avec le convoi, elle le quittait pour revenir prendre son poste à Asnières ; mais un jour le chemin de fer de Versailles continua sa route vers Chartres ; ce jour-là, le mécanicien de service ne fit pas attention qu'un train extraordinaire allait partir de Paris et suivre la ligne sur laquelle il revenait paisiblement.

Peu de moments avant d'arriver à la courbe que présente l'embranchement d'Asnières, il est effrayé par les sifflements aigus inaccoutumés du train de Chartres ; au lieu de renverser sa vapeur et de fuir au plus vite, il serre son frein, arrête sa machine sur la voie et saute en bas de sa locomotive.

Quelques secondes après, arrivait à toute vapeur le train parti de Paris pour Chartres, conduit par une *machine-tender ;* à peine le mécanicien est-il arrivé à la courbe, qu'il aperçoit, sur la ligne et à 150 mètres devant lui, une locomotive abandonnée. Un choc terrible est inévitable, il le prévoit, garde son sang-froid, renverse sa vapeur, s'arc-boute sodidement pour résister et attend l'événement. C'est le fourgon à bagages qui est brisé, la *machine-tender* avait seulement chassé l'obstacle, et le mécanicien avait été préservé. Avec une locomotive ordinaire, il eût été certainement blessé ou tué par le tender.

En raison de cet avantage ou de tout autre, quelques compagnies, et notamment celle de l'Ouest, ne construisent plus que des *machines-tender* et transforment même ainsi leurs anciennes machines ; mais il est à craindre qu'elles ne puissent être employées que sur les petits parcours, à cause du peu d'emplacement qui existe pour les provisions d'eau et de charbon.

Quoiqu'il y ait certainement d'autres causes d'accidents que celles que je vais énumérer, je ne veux parler ici que de celles qui peuvent avoir une influence sur la santé des mécaniciens et des chauffeurs.

Je distingue sept sortes principales d'accidents auxquelles se rattachent toutes les causes qui peuvent les produire.

I. *Accidents qui dépendent de la locomotive.*

Explosion.
Rupture des tubes bouilleurs.
Rupture du niveau d'eau ou du manomètre.
Fuites de vapeur.
Rupture d'essieux.
— des roues.

Rupture des bielles.

— de la rampe.

Rampe trop basse.

Usure des roues.

Instabilité de la machine.

II. *Accidents qui dépendent du tender.*

Soulèvement du tablier.

Rupture des essieux.

— des roues.

— des freins.

III. *Accidents qui dépendent des voitures.*

Rupture d'essieux.

— des roues.

— des barres d'attelage.

— d'un câble dans les pentes.

Instabilité d'une ou de plusieurs voitures.

V. *Accidents qui dépendent de la voie.*

Mauvais établissement de la voie.

Éboulement de la voie par une source.

— — par des pluies.

— — par des inondations.

— — par le froid.

— — par un tremblement de terre.

Voie posée sur un sol argileux.

— sur un sol tourbeux.

Éboulement des talus.

— des viaducs.

— des ponts.

Défaut de largeur des remblais.

Mauvais ballast ou ballast argileux.

Mauvaise qualité des rails, exfoliation, courbure, rupture.

Mauvaise qualité des coussinets.

Pose défectueuse des rails.

— des supports.

Déplacement des rails par dilatation.

— des coins.

Pourriture des traverses et des longrines.

Écartement des dés en pierre.

Corps étrangers sur la voie :

1° Corps mobiles.

2° Corps immobiles.

V. *Accidents qui dépendent de l'inobservation des règlements.*

Aiguilles mal dirigées ou mal faites.

Inobservation des signaux.

Signaux mal faits ou oubliés.

Non-fermeture de la vapeur.

Serrement tardif des freins, lors de l'entrée aux stations.

Serrement trop rapide des freins ou arrêts brusques.

Inobservation des heures de départ ou d'arrivée et des règlements de départ.

Irrégularité dans la marche des trains.

1° Par impuissance de la locomotive.

2° Par encombrement de la voie ; corps étrangers, neige.

3° Par brouillard.

4° Par accident.

Ouverture des passages à niveau.

— des ponts tournants.

Croisement des lignes.

VI. *Accidents qui sont dus à l'imprudence.*

Inattention.

Machine pilote mal dirigée.

Machine mal arrêtée et marchant seule.

Saut en dehors de la machine.

Chutes sur la machine ou le tender.

VII. *Accidents qui sont dus à la malveillance.*

VIII. *Accidents qui sont dus à la maladie des mécaniciens et des chauffeurs.*

IX. *Accidents qui sont dus à des causes non indiquées.*

Les affections chirurgicales qui ont été observées dans ces accidents sont la *perte de la vue,* des *brûlures,* des *contusions,* des *plaies,* des *luxations* et des *fractures.*

Ces blessures sont quelquefois légères et n'empêchent

pas de continuer le service, mais le plus ordinairement elles sont graves et quelquefois mortelles.

La gravité de la blessure ne dépend pas toujours de la gravité de la cause, car on voit parfois une cause légère occasionnner les accidents les plus grands. Ainsi, qu'une machine déraille sur un terrain ordinaire, par une cause quelconque, il n'y aura souvent que quelques contusions ; mais qu'elle déraille 100 mètres plus loin sur un remblai élevé, sur un viaduc, sur un pont, alors la locomotive et le tender vont rouler dans l'abîme, et souvent alors on a à déplorer la mort du mécanicien ou du chauffeur.

Les blessures des mécaniciens et des chauffeurs ne sont presque jamais en relation avec celles des conducteurs de train et avec celles des voyageurs.

Dans beaucoup d'accidents de chemins de fer, on voit les premiers blessés ou tués sans que les voyageurs en aient connaissance, quelquefois même sans qu'ils aient des victimes parmi eux. Dans d'autres, au contraire, les derniers seuls sont atteints et les premiers sont préservés. Je n'ai pu établir aucun rapport entre la nature des blessures et l'accident qui les produit, et il est impossible de dire à l'avance quelles seront les blessures du mécanicien et celles du chauffeur en prévision d'un accident inévitable.

Cependant, et dans quelques cas, je puis indiquer la partie du corps qui sera lésée.

En étudiant comment se produisent les blessures au moment d'un accident et en comparant les observations déjà faites, j'ai remarqué que presque toutes les brûlures avaient lieu en avant et très-souvent à la face, parce qu'elles sont presque toujours produites par la rupture des tubes bouilleurs et par la projection de vapeur qui a lieu par la porte du foyer. Dans les blessures faites par suite du soulèvement du tender, on voit presque toujours le tablier en tôle venir frapper en arrière le mécanicien et le chauffeur et leur couper les jambes ou les cuisses.

Je vais actuellement reprendre toutes les causes d'accidents et donner des exemples au moyen desquels on pourra mieux juger des effets qui ont été produits et les blessures qui en ont été le résultat; mais on ne pourra véritablement tirer un bon parti de ces observations que lorsque les médecins chargés de donner les premiers soins prendront la peine d'indiquer exactement la nature et la position des blessures, et la cause de l'accident (1).

---

(1) Quoique je sache bien qu'il est arrivé des accidents par toutes les causes que j'ai indiquées, je n'ai pas reçu à temps toutes les observations qui m'avaient été promises ; je serai donc obligé, pour cette édition, de laisser quelques blancs.

I. — ACCIDENTS CAUSÉS PAR LES LOCOMOTIVES.

Explosion. — L'explosion d'une locomotive reconnait différentes causes : l'excès de pression de la vapeur, par suite du calage des balances ou de leurs mauvaises fonctions ; le mauvais état des chaudières ; le dépôt de matières calcaires sur les parois : l'abaissement du niveau d'eau ; l'état sphéroïdal de l'eau par une fuite brusque de vapeur qui occasionne une diminution de pression sur l'eau de la chaudière ; l'interruption de la communication entre la chaudière et le niveau d'eau, etc.

A ce sujet, M. Jobard (1) dit que toutes les chaudières étant plus ou moins isolées par la sécheresse des matériaux sur lesquels elles reposent, il lui est démontré que plusieurs explosions étaient dues à une autre cause que la pression anormale de la vapeur. Le grand bouilleur d'Horms, essayé la veille à 9 atmosphères, a éclaté à 2 1/2 atmosphères, parce qu'il avait trop souffert de la triple charge.

Il y a beaucoup d'autres causes d'explosion, mais les plus terribles ne semblent pouvoir s'expliquer que par la fulguration électrique, peut-être par la foudre en boule qui se formerait au sein des chaudières.

---

(1) *Comptes rendus des séances de l'Académie des Sciences*, juillet 1855, p. 51.

Il soupçonne donc trois causes de ces explosions :

1° La formation d'un mélange détonant;

2° L'état sphéroïdal ;

3° L'électricité.

On voit déjà que les explosions devront presque toujours avoir lieu au repos, époque où la pression de la vapeur est la plus forte ; si la locomotive reste longtemps arrêtée et que le mécanicien ne prenne pas la précaution de faire de l'eau, il peut arriver que le niveau du liquide descende au-dessous de la plaque du foyer. Cette plaque ne tarde pas à devenir rouge, et quand le train se remet en marche, le jeu des pompes amenant de l'eau froide, il y a production de vapeur et détonation.

Ces explosions sont assez rares, à cause des précautions considérables que l'on prend pour les prévenir; cependant on les voit arriver de temps à autre : ainsi en 1853 il y en a eu quatre en Angleterre.

Mais les explosions peuvent encore avoir lieu en marche, beaucoup plus rarement cependant, à cause des conditions exceptionnelles dans lesquelles elles paraissent se produire.

En France, on a proscrit généralement les chemins à fortes pentes, parce que l'on a pensé qu'ils pouvaient présenter les plus grands dangers; ces dangers peuvent être de deux sortes :

Il y a à craindre 1° que la vitesse, lors de la descente, ne puisse être modérée ;

2° Qu'à la remonte, il n'y ait explosion des chaudières par suite de l'excès de pression résultant naturellement du ralentissement de la marche.

Dans le premier cas, le mécanicien doit être très-attentif pour faire serrer les freins.

Dans le second cas, il doit être assez prudent pour ne pas augmenter la pression de la vapeur avant d'être arrivé au sommet de la rampe, dans la crainte que cet excès de pression, se combinant avec celui qui résulte naturellement, au commencement de l'ascension, de la diminution de vitesse, ne puisse faire éclater la chaudière.

L'explosion terrible d'une chaudière d'un train de marchandises qui eut lieu en 1839, sur la pente du *Rain-hill* du chemin de Liverpool à Manchester, n'a pas eu d'autre cause.

Premier fait. — Jusqu'en 1848 on ne connaissait que trois explosions de machines-locomotives.

Le 18 janvier 1839, en Belgique, au moment où le signal de départ d'un convoi était donné, la chaudière du remorqueur éclata ; le mécanicien et le conducteur furent tués, le graisseur, qui se trouvait près de la machine, eut la figure brûlée ; les voyageurs, garantis par le tender, ne furent pas atteints.

Deuxième fait. — En 1845, sur le chemin de fer de Saint-Etienne à Lyon, la chaudière avait été réparée et on ne lui avait pas fait subir une nouvelle épreuve. Le magasin de vapeur manquait de solidité, la tôle était d'une qualité inférieure. Le mécanicien et le chauffeur, qui se trouvaient à leur poste, ne reçurent aucune atteinte.

Troisième fait. — Le 30 mars 1846, il y a eu une explosion dans la gare de Corbeil. Elle a été produite par l'imprudence du mécanicien qui avait trop serré les ressorts des soupapes. La chaudière manquait en outre de manomètre, et la tôle était d'une qualité médiocre. Le mécanicien et le chauffeur, qui étaient à leur poste sur la plate-forme de la machine et du tender, ont été enlevés et projetés à terre. Leurs brûlures et leurs contusions étaient sans gravité, ils se sont promptement rétablis.

Quatrième fait. — Depuis 1848 il y a eu d'autres explosions bien plus terribles dans leurs effets.

Le 4 mars 1849, vers midi et demi, il y avait sur le chemin de fer de Chartres la machine *le Creusot* et son tender, la machine *la Française* et son tender, un truck servant de wagon de choc et dix-huit wagons de terrassement presque entièrement chargés de sable.

Le sieur Dehalle, mécanicien du *Creusot,* était monté sur le tender de sa machine. Son chauffeur Lecoq graissait sous la machine elle-même les diverses pièces du mouvement.

Sur le tablier de la *Française* et sur son tender étaient placés le sieur Poncet, mécanicien, et le sieur

Legrand, chauffeur, ainsi qu'un sieur Bloom, payeur des entrepreneurs.

Il y a tout à coup une explosion pareille à un coup de canon; des torrents de vapeur se répandent dans l'air et enveloppent tout l'avant du convoi.

Quand ce nuage est dissipé, on voit Lecoq étendu près de la voie, à droite du tender de la machine *le Creusot*, la tête vers l'avant-train.

Dehalle, tout ruisselant d'eau, est trouvé à 10 mètres sur le talus à gauche, il n'a qu'une légère brûlure à la jambe.

Lecoq avait été tué, il avait le crâne fracassé.

Deux ou trois ouvriers avaient été brûlés plus ou moins profondément. Quant à Poncet, Legrand et Bloom, montés sur la *Française*, au bruit de l'explosion, ils se sont précipités à terre sans se rendre compte de ce qui se passait et n'ont éprouvé aucun mal.

L'accident peut être attribué à l'insuffisance des cornières destinées à donner de la rigidité à la paroi supérieure du foyer. On croit aussi que la communication entre la chaudière et le tube indicateur du niveau d'eau était obstruée et que, ce niveau ayant baissé dans la chaudière, à l'insu du mécanicien, au-dessous de la paroi supérieure du foyer, celle-ci a été assez fortement chauffée, notamment vers l'avant, pour que la résistance en ait diminué.

Cinquième fait. — M. With (1) cite les trois observations suivantes.

Au mois de mars 1853, près de Manchester, sur le chemin du North-Western, cinq locomotives et leurs tenders se trouvaient dans la rotonde, et celle désignée sous le n° 21 avait été placée sur la voie vers la sortie et allumée dès le matin pour servir de machine-pilote à remorquer les trains dans le tunnel; ce devait être son premier voyage depuis sa sortie des ateliers où elle avait été soumise à de grandes réparations et à une visite très-rigoureuse.

Les ouvriers se trouvaient là au nombre de quatre-vingts pour prendre leur repas.

Tout s'était passé dans l'ordre voulu, le machiniste graissait sa machine, quelques ouvriers causaient avec lui, tandis que d'autres étaient assis sur les marchepieds de la plate-forme. Cependant la vapeur commençait à souffler en produisant un bruit désagréable pour les ouvriers dont plusieurs s'éloignèrent. Dans ce moment critique, au lieu de prendre les plus vulgaires précautions, le machiniste grimpa lentement sur sa machine, vissa hermétiquement les soupapes, sans laisser la plus petite ouverture à la vapeur, et descendit avec tranquillité pour se livrer aux soins que toute machine exige avant le départ.

(1) Ouvrage cité, p. 5.

A peine un quart d'heure s'était-il écoulé, qu'un bruit strident se fit entendre, et quelques instants après, une épouvantable explosion eut lieu. La moitié du toit fut soulevée et en retombant se brisa et couvrit les malheureux ouvriers de débris de bois, de vitres et d'ardoises. Le machiniste avait été tué.

C'était la boîte à feu qui avait fait explosion, le côté gauche avait été enlevé tout entier.

Sixième fait. — Vers la fin de 1853, une machine, en stationnement sur la partie de la ligne qui relie les chemins badois à ceux du Wurtemberg, a éclaté dix minutes avant le signal ; la boîte à feu a fait explosion en tuant le chauffeur ; la machine a été lancée à une distance de 10 mètres. La partie supérieure du dôme de la chaudière a été ramassée à 200 mètres du lieu de l'accident.

Septième fait. — Sur le chemin de Francfort, une machine qui venait d'être réparée et qui se trouvait prête pour le départ, a fait explosion avec une détonation qui a duré trois secondes. Un morceau de la locomotive, du poids de 250 kilogrammes, a été lancé à 100 mètres de distance.

Rupture des tubes bouilleurs. — La rupture des tubes bouilleurs, les fissures de la chaudière, etc., sont surtout dangereuses à cause de la projection de vapeur qui a lieu, projection qui fait quelquefois des blessures très-graves. Cet accident est dû quelquefois à l'inattention du mécanicien, qui n'observe pas que, lorsque la locomotive est sur un plan incliné, la hauteur de l'eau dans la chaudière doit être un peu plus grande, afin que les bouts des tubes près la cheminée soient toujours recouverts d'eau.

Premier fait. — Le 27 décembre 1842, sur le chemin de fer de Londres à Brighton, à l'embranchement de Shoreham, la locomotive *le Brighton* était attelée au convoi qui se rendait à Shoreham. Un peu après la station de Hove, à 2 milles environ de Brighton, plusieurs tubes de la locomotive ont éclaté avec un bruit très-fort.

Le mécanicien avait des blessures graves aux jambes et au ventre. L'ingénieur, M. Lheredith, et le chauffeur, qui se trouvaient sur le tender, n'ont eu aucune blessure.

Deuxième fait. — En 1854, sur une grande ligne française, un chauffeur était en train de charger son feu, la porte du foyer était ouverte, lorsqu'un tube vint à crever. Au lieu de sauter à terre, le chauffeur s'est sauvé sur le tender où il a été horriblement brûlé aux jambes. La guérison n'a pas encore eu lieu depuis dix-huit mois.

Le mécanicien, plus expérimenté, s'est sauvé, il n'a été brûlé que légèrement et il a repris son service au bout de trois semaines.

Troisième fait. — Sur la même ligne, en 1856, après

la rupture d'un tube, l'eau, en s'évaporant et en ouvrant la porte du foyer, est venue brûler les jambes du chauffeur, qui, placé devant la machine, attendait le signal de marche.

Le mécanicien, qui se trouvait sur le côté, la main appuyée sur le levier de marche, a été complétement protégé.

Quatrième fait. — Le jeudi 28 novembre 1844, sur le chemin de fer de Saint-Etienne à Lyon et sous le percement de Saint-Chamond, à six heures du matin, le chauffeur ouvrit les portes-grilles pour tisonner son feu ; à l'instant les flammes sortent comme poussées par un violent soufflet, frappent ce malheureux à la figure et le renversent sur le tender. Le mécanicien, malgré l'imminence du danger, se précipite au secours de son chauffeur, l'arrache aux flammes, non sans subir de graves brûlures. L'état du chauffeur laissait peu d'espoir de le sauver.

Cet accident a été occasionné par la rupture, dans le foyer, d'un tuyau de vapeur dont la projection poussait avec tant de violence les flammes au dehors.

Cinquième fait. — P..., mécanicien du chemin de fer d'Orléans, porte une large cicatrice au bras droit ; il a reçu sur cette partie l'eau projetée dans le foyer par suite de la rupture d'un tube.

Sixième fait. — Le 8 janvier 1852, D..., mécanicien du même chemin, a eu les mains et la figure brûlées par la même cause ; on croyait qu'il perdrait la vue, mais au bout d'un mois il était rétabli.

Septième fait. — D..., mécanicien du chemin de fer de l'Ouest, a été brûlé à la partie interne de la cuisse droite par suite de la rupture d'un tube.

Huitième fait. — J'ai vu un élève mécanicien du chemin de fer de ***** qui a eu plusieurs fois des brûlures à la face par suite de rupture de tubes de la même machine.

Rupture du niveau d'eau ou du manomètre. — Si, par une cause quelconque, les tubes qui servent à marquer le niveau d'eau ou à mesurer la pression de la vapeur dans les chaudières viennent à se rompre, ils peuvent blesser le mécanicien qui est constamment auprès.

J..., mécanicien du chemin de fer de l'Est, a été blessé à la main par la rupture du niveau d'eau au moment où il se préparait à fermer les robinets.

On pensa que le verre avait peut-être été rayé par un morceau d'acier, car on sait que lorsqu'il est ainsi fortement rayé il casse facilement par la dilatation ; cependant ce n'est ici qu'une supposition, car la casse du tube du niveau d'eau peut provenir encore de ce qu'il est imprudemment installé entre les presse-étoupes de *fond à fond,* sans aucun jeu pour la dilatation, qui est de 2 à 3 millimètres par mètre.

Premier fait. — A..., mécanicien, était sur sa locomotive et en route, lorsque le tube à eau vint à éclater, un morceau de verre vint le blesser à l'œil droit qu'il a entièrement perdu, malgré les soins empressés qui lui furent donnés.

Fuites de vapeur. — Les pertes de vapeur sont dangereuses surtout pour le mécanicien, parce qu'elles viennent rapidement le frapper aux mains ou à la figure.

Premier fait. — H..., mécanicien du chemin d'Orléans, a eu une brûlure superficielle de la face par un jet de vapeur qui s'échappa, après le départ, du tampon de la boîte à fumée; toutes les brûlures dont je viens de parler ont eu lieu par la vapeur d'eau bouillante, elles peuvent encore avoir lieu autrement.

Deuxième fait. — Un mécanicien de l'Ouest, voulant resserrer un joint d'autoclave dans la boîte à fumée, fut enlevé et jeté dans la fosse par l'explosion de la vapeur occasionnée par la rupture du goujon, à la première pression qu'il exerça sur l'écrou avec sa clef.

Il eut les mains et la figure brûlées, et l'autoclave vint lui faire une blessure au côté droit.

Il est resté six semaines en traitement.

Troisième fait. — G..., élève mécanicien sur la ligne de l'Ouest, a été légèrement brûlé au poignet droit, et voici dans quelle circonstance.

En voulant ouvrir le réchauffeur, la main a glissé dessus, elle est venue alors se poser un court instant sur le robinet, mais cet instant a suffi pour causer une brûlure.

Quatrième fait. — Sans qu'il y ait avarie à la chaudière, mais par les effets seuls de la projection de la vapeur des sifflets horizontaux, quelquefois la peau des mains se trouve fortement et souvent échaudée. Il en résulte des crevasses assez difficiles à guérir.

Les fuites de vapeur ont encore pour effet d'effrayer les mécaniciens et les chauffeurs qui, pour éviter le danger, se précipitent en bas des locomotives et se blessent plus ou moins grièvement.

Cinquième fait. — En juillet 1851, une déchirure se déclare dans le corps cylindrique d'une machine d'une ligne française, la chaudière se vide et le train s'arrête.

Le mécanicien s'effraye, veut sauter sur le talus et il se blesse.

Ici la fuite de vapeur n'est que la cause accidentelle des blessures.

Sixième fait. — Le train partant à 10 h. 1/2 de Paris pour Versailles a été arrêté, le 1er juillet 1852, en quittant la station d'Asnières, par une déchirure qui s'est déclarée dans le corps cylindrique de la machine. La chaudière s'est vidée et le train a dû suspendre sa marche jusqu'à l'arrivée de la machine de réserve.

Le mécanicien s'est blessé en sautant sur le talus.

Rupture d'essieux. — Les accidents par suite de rupture d'essieux ont été assez fréquents en France, mais surtout en Autriche, dans l'origine des chemins de fer. Ils arrivent encore quelquefois, puisqu'en 1853, en Angleterre, cette rupture a été constatée cinq fois. On a donc dû chercher à y aviser en apportant plus de soin dans le choix du fer, dans la fabrication et aussi dans la surveillance à exercer sur ceux-là mêmes qui, reconnus bons, finissent par se détériorer par l'usage et occasionner enfin des accidents, s'ils ne sont pas mis à temps hors de service.

Les essieux droits se rompent ordinairement dans la fusée, les essieux coudés près de la partie formant manivelle. En France, les essieux sont en fer de choix et soumis, avant l'usage, à des expériences préalables ; en Allemagne, on emploie des essieux en acier ; en Angleterre, on a essayé des essieux creux ou tubulaires. Les essieux peuvent encore se fausser au lieu de se rompre et occasionner des déraillements.

Malgré leur bonne fabrication et les essais que l'on fait, les essieux, une fois placés, sont soumis à des forces de différentes natures, à des chocs, à des vibrations, quelquefois d'une grande intensité, qui peuvent en amener la rupture.

Pour obvier à cet inconvénient, on a recommandé l'emploi de locomotives à six roues et non à quatre, et, d'un relevé, fait en Angleterre, il résulte que les premières ont quelque avantage sur les deuxièmes, surtout lorsqu'on a soin de munir d'un rebord les deux roues motrices.

Quelles que soient les précautions prises, il y aura toujours des ruptures d'essieux, mais avec du soin on les diminuera et on évitera les malheurs qui peuvent en être la suite.

Premier fait. — Le 8 décembre 1842, sur le chemin de fer de Londres à Birmingham, la roue de devant de la locomotive s'est séparée par suite du bris de l'essieu. La locomotive et le tender ont été lancés du côté gauche du talus qui a trois mètres de hauteur. Le mécanicien n'a rien eu, mais le chauffeur a été très-grièvement blessé.

Deuxième fait. — Le 8 mai 1842 eut lieu le mémorable accident dit de la *rive gauche.*

Cet accident a été causé par la rupture de l'essieu de la petite locomotive à quatre roues, qui était en tête du convoi et précédait immédiatement une autre locomotive plus forte à six roues. Cette rupture eut lieu à l'origine des deux fusées. Il en résulta la rupture du coussinet et l'arrachement de trois rails, et cependant la locomotive put encore parcourir soixante-dix mètres. Ici les cinq premières voitures de voyageurs ont sauté pardessus les locomotives qu'elles ont choquées, les charbons embrasés de la grande locomotive ont jailli sur la chaudière de la petite et sur les voitures; le feu, devenu plus ardent par les graisses et le coke des locomotives, a pris avec une rapidité prodigieuse, en dévorant d'abord les caisses ou étais en bois qui renferment les chaudières des locomotives et lui ont ainsi fourni un aliment très-actif.

Dans cet accident un mécanicien et quatre chauffeurs ont été tués.

Troisième fait. — Cependant ces ruptures d'essieux ne sont pas nécessairement suivies d'accidents pour le mécanicien et le chauffeur. En voici un exemple : Le 14 mars 1845, l'essieu de devant de la locomotive *l'Active*, qui conduisait un convoi sur le chemin de fer d'Anzin à Abscon, se rompit brusquement. Le mécanicien parvint à arrêter assez promptement la marche du convoi et cette rupture n'a été suivie d'aucun accident. Il était dû au mauvais état de la voie et à la qualité médiocre du fer de l'essieu.

Rupture des roues ou des bandages. —

. . . .

. . . .

. . . .

Rupture des bielles. — On appelle *bielles* les tiges de fer qui lient la crosse du piston à la manivelle de l'essieu moteur.

Elles peuvent se rompre et donner lieu à des accidents.

Premier fait. — Le 9 décembre 1848, sur le chemin

de fer de Saint-Etienne à Lyon, la machine conduisant le train de voyageurs a déraillé, près de Grigny, par suite de la rupture d'une bielle. Un des fragments de la bielle a soulevé la machine, qui s'est renversée après avoir parcouru environ 30 mètres. Le mécanicien a été tué et le chauffeur légèrement blessé.

Deuxième fait. — Le chemin de fer de Pesth à Vienne a été, le 19 mai 1856, le théâtre d'un grave accident, près de Grau, en Hongrie. Une bielle de la locomotive s'étant brisée traîna par terre et arracha un rail; malheureusement cet accident arriva sur une levée de 4 mètres de haut. Le tender et le wagon des bagages déraillèrent, mais le wagon de la poste, qui venait après, fut précipité au bas de la levée et il fut suivi du troisième et du quatrième. Deux personnes ont été tuées et dix blessées. Au nombre de ces dernières se trouvait le chauffeur, qui avait reçu de nombreuses contusions.

Rupture de la rampe. — Cet accident est fort rare, mais il est arrivé une fois à ma connaissance.

Premier fait. — P***, mécanicien du chemin de fer d'Orléans, s'appuyait contre la rampe, lorsque celle-ci vint à se rompre. Il fut précipité sur le sol et reçut des contusions légères qui le forcèrent à prendre cinq jours de repos.

Usure des roues. — L'usure des roues des locomotives est encore assez prompte, car elles ne peuvent pas faire plus de 20,000 kilomètres sans être mises sur le tour; lorsqu'elles cessent de devenir rondes, elles produisent un mouvement de lacet fort désagréable.

Si le mécanicien n'a pas alors le soin de ralentir la vitesse de sa machine, il peut arriver à la faire dérailler.

Rampe trop basse. — *Premier fait.* — Un mécanicien, homme de haute taille, il est vrai, s'est tué en passant par-dessus le garde-corps trop bas de sa machine, pour s'être élancé trop brusquement vers une manette éloignée de sa portée qu'il voulait saisir.

Deuxième fait. — Dans les premiers jours de février 1857, la ligne de l'Est a été le théâtre d'un bien déplorable accident.

Au moment où le train n° 30 se dirigeant vers Paris allait arriver vers Châlons, le mécanicien Éloi est tombé sur la voie en se penchant pour examiner un rouage de la machine. Le convoi, passant sur son corps, l'a écrasé immédiatement.

Instabilité de la machine. — On dit d'une machine qu'elle tient bien la voie lorsqu'elle est parfaitement stable sur les rails, qu'elle ne donne lieu à aucun mouvement de lacet, de roulis ou de tangage. On réussit à la rendre stable au moyen de contre-poids qui l'équilibrent parfaitement, et lorsque la route est droite ou presque droite, par un accouplement très-serré de tout le train au moyen de la tension des barres d'attelage ; le train forme alors un seul tout. En Amérique, une autre disposition permet d'arriver au même résultat.

On a cherché à atteindre le même but en augmentant le nombre des roues, en donnant plus d'écartement aux essieux et même à la voie.

Par suite d'expériences faites en Angleterre, il paraît que sur la grande voie le mouvement est généralement plus doux à de grandes vitesses.

Soulèvement du tablier. — Dans l'origine, la locomotive et le tender étaient rapprochés autant que possible par une vis fortement serrée, mais il restait toujours un léger écartement, variable suivant les pentes et les courbes du chemin; le mécanicien et le chauffeur, occupés de leur service, engagaient souvent le pied et surtout le talon dans cet intervalle et éprouvaient parfois une constriction très-douloureuse ; pour remédier à cet inconvénient on a recouvert cet espace par un tablier mobile en tôle qui se relève très-souvent dans la marche, dans les manœuvres et surtout dans les accidents avec chocs.

Ce tablier est fort dangereux et occasionne de graves blessures qui seront évitées avec les machines-tender.

Premier fait. — En 1853, sur la ligne d'Amiens à Boulogne, le mécanicien G*** reçoit un coup de tampon qui arrête brusquement sa locomotive, le tender, poussé par les voitures de voyageurs, se soulève, et le tablier, prenant G*** par derrière, le coupe en deux.

II. — ACCIDENTS CAUSÉS PAR LE TENDER.

Rupture d'essieux. — La rupture des essieux du tender est presque aussi dangereuse que celle des essieux de la locomotive.

Premier fait. — En 1842, sur la ligne du Nord, un convoi parti de Quiévrain était arrivé à 200 mètres en avant du pavé de Quaroube, lorsque la locomotive sortit des rails, par suite de la rupture de l'essieu du tender; elle parcourut 50 mètres sur le sable, alla buter dans le talus du déblai sur la droite et là se renversa sur le côté droit avec le tender.

Le mécanicien, tombé sous la machine, a eu le bras cassé; le chauffeur a été retiré sain et sauf de dessous les décombres.

Rupture des roues. — La rupture d'une roue du tender entraînerait les mêmes accidents que la rupture des roues de la locomotive.

Rupture des freins. — C'est sur le tender qu'est placé le frein principal manœuvré par le chauffeur et qui sert à modérer la vitesse du convoi et enfin à l'arrêter.

Si le frein du tender venait à se rompre lorsqu'on arrive à la station principale et au moment où l'on doit arrêter, il serait à craindre que la locomotive n'allât frapper violemment le butoir et que le mécanicien et le chauffeur ne fussent précipités contre la machine ou en dehors de la voie.

Dans ce cas, le mécanicien bat contre vapeur, de manière à changer rapidement la marche du convoi.

Dans les grandes pentes, lorsque l'on emploie les locomotives remontantes comme contre-poids des locomotives descendantes, au moyen d'un câble qui tourne sur une poulie placée au sommet, il peut arriver que la corde se rompe, ce qui est cependant assez rare, par l'attention qu'on y porte, et alors le convoi, emporté par son poids, peut prendre une vitesse exagérée et par suite occasionner des malheurs.

On remédie à cet accident en renversant la vapeur pour contrebalancer l'effet et en serrant les freins, mais ce dernier moyen n'atteint pas toujours son but, car si le frein du tender venait à se rompre, il y aurait à craindre que le convoi ne partît en sens inverse avec une grande rapidité.

On a vu en Amérique des déraillements causés par des freins mal attachés et qui étaient tombés sur la voie.

III. — ACCIDENTS QUI DÉPENDENT DES VOITURES.

Rupture des essieux. — Les ruptures d'essieux des roues de wagons sont ordinairement plus préjudiciables aux voyageurs ; cependant elles peuvent faire dérailler le convoi et être la cause de blessures pour le mécanicien et le chauffeur. En 1853, cet accident est arrivé deux fois en Angleterre.

Premier fait. — Le 1er juillet 1855, un accident dû à cette cause eut lieu à Groslay, sur le chemin de fer de Paris à Lisieux, et huit jours avant son ouverture.

Le train était composé d'une locomotive et de son tender, de deux énormes trucks chargés de coke, de trucks chargés de rails pour finir de poser les voies d'entre-croisement de la gare, et enfin de voitures chargées du mobilier de la gare et d'employés. Arrivé à Groslay à 4 heures du soir, sur un remblai de 12 à 15 mètres, remblai récent et fendu par les pluies, le train parcourait une grande courbe, lorsque l'essieu du premier truck se rompit et fit dérailler en dedans tous les autres wagons, excepté le dernier, qui, par un choc sur ceux qui étaient arrêtés devant lui, fut projeté en dehors et entraîna, *seulement alors*, avec lui l'avant-dernier wagon. Si le remblai intérieur eût été solide et large, cet accident n'aurait pas eu d'autre suite, car le convoi serait resté sur le sable ; mais dans l'état de la voie à cette époque, les terres cédèrent sous la pression, et quelques wagons descendirent sur la pente.

Rupture des roues des voitures. — La rupture des roues est un accident qui arrive plus souvent en Amérique qu'en Europe, parce que les roues en fonte y sont d'un usage général et qu'elles cassent très-souvent par le froid.

Premier fait. — Il y a quelques années, sur le chemin de fer de Lyon à Saint-Etienne, il y eut une rupture de roue d'un wagon à la suite de laquelle la locomotive dérailla. Le mécanicien en fut précipité par le choc; il eut une fracture de la jambe gauche, une luxation de la rotule gauche et une plaie à la tête.

Rupture des barres d'attelage. — Si une barre d'attelage vient à se rompre, il peut se faire que le train n'ait plus la solidité voulue pour parcourir un long alignement droit, et qu'il y ait, par suite, un mouvement de lacet prononcé et un déraillement.

Premier fait. — En 1856, sur le chemin de fer de l'Est, il y eut une rupture de la barre d'attelage entre le tender et la locomotive. G. R***, mécanicien, est tombé sur la voie : mais alors la locomotive, par l'effet de la secousse, est revenue sur elle-même en déraillant. G. R*** s'est trouvé pris alors sous le cendrier, la face tournée contre terre, et il est resté dans cette position 40 minutes pendant lesquelles on a fait des efforts inouïs pour le délivrer. On a dû jeter du sable dans le cendrier et arroser constamment le patient pendant qu'on soulevait la machine qui le pressait contre le sol. Il avait une peau de chèvre par-dessus ses vêtements, et cependant toute la peau du dos fut brûlée. Il fut six mois avant de guérir complétement et de pouvoir reprendre son service.

Deuxième fait. — Le 24 décembre 1850, sur le chemin de Chartres, des chaînes d'attache d'un convoi de marchandises se cassent sur une pente de 6 millimètres par mètre, seize wagons sont entraînés vers la Villette; là ils rencontrent un convoi de voyageurs, la locomotive reçoit le choc. Le chauffeur, pris et broyé entre la locomotive et le tender, est en outre inondé par la vapeur et l'eau bouillante; au bout de quelques minutes, il avait cessé de vivre; lancé à une certaine hauteur, le mécanicien retombe presque sur place sans éprouver de graves blessures.

Rupture d'un câble dans les pentes. — Lorsqu'un câble destiné à faire remonter un convoi sur une pente vient à se rompre, il peut arriver que le frein du tender vienne à se rompre par la charge, et qu'il y ait des accidents graves à déplorer si on ne peut l'arrêter dans la descente.

Premier fait. — Cet accident a eu lieu ainsi sur le

plan incliné d'Ans à la Meuse, près Liége; le câble s'étant rompu, on serra le frein du tender qui fut brisé; mais heureusement les autres voitures du convoi étaient munies de freins qui furent fortement serrés et parvinrent à maintenir le convoi au milieu de la pente.

Instabilité d'une ou de plusieurs voitures. — Les voitures peuvent perdre de leur stabilité par plusieurs causes : par une trop grande vitesse, lorsqu'un vent violent prend le convoi en écharpe, par l'usure des roues, et lorsqu'on parcourt à grande vitesse des courbes à petits rayons, encore bien que le train soit articulé.

Lorsqu'un train vient à dérailler dans une courbe, on pourrait croire que le train sera lancé en dehors, c'est-à-dire dans le sens de la grande courbure; il n'en est rien cependant, et c'est au contraire en dedans, dans le sens de la petite courbure, que les voitures sont toujours poussées. C'est un effet très-remarquable de la force centrifuge auquel on doit faire attention dans la construction des chemins de fer. En effet, dans les courbes par remblais, on devra toujours alors tenir le remblai plus fort en dedans de la courbe, afin d'éviter la chute d'une partie du train en cas de déraillement.

Premier fait. — Cette cause d'accident s'est produite le 9 juillet 1846, sur le chemin d'essai atmosphérique.

La force centrifuge était déjà visible, même avec une vitesse de 32 kilomètres à l'heure, on arriva à une vitesse de 78 à 80 kilomètres ; une diligence versa, les voyageurs furent précipités les uns sur les autres.

Avant l'accident, on avait remarqué le grincement des caisses sur les ressorts.

M. Séguier attribua cet accident à la force centrifuge insuffisamment combattue par le système des trains articulés.

MM. Arnoux et Viguier prétendent que l'accident a eu pour cause première la rupture de l'une des brides du premier ressort.

Deuxième fait. — Sur le chemin de fer de Quiévrain à Valenciennes, le 30 décembre 1843, le convoi de midi était arrivé aux abords de l'ancienne station de Saint-Saulve ; là, à cause d'une courbe assez prononcée, il est ordonné au mécanicien de ralentir la marche du convoi ; mais il ne tint aucun compte des ordres qu'il avait reçus ; de telle sorte que plusieurs wagons, qui se trouvaient à la suite de la machine et qui étaient chargés de pierres, ont déraillé en dedans. La secousse a été telle, que plusieurs coussinets ont été cassés, le rail a été brisé, un essieu forcé.

Quelques voyageurs ont été contusionnés.

Troisième fait. — Voir l'exemple cité p. 223.

IV. — ACCIDENTS QUI DÉPENDENT DE LA VOIE.

Mauvais établissement de la voie. — La voie peut avoir été mal établie ou construite avec des remblais argileux; il peut arriver qu'il ne se soit pas écoulé un temps assez long entre son établissement et la pose des rails: si alors, par le tassement des terres, la voie vient à faiblir sur un point, il peut en résulter un déraillement.

C'est probablement à une des causes indiquées plus haut que l'on doit attribuer certains accidents qui se remarquent trop fréquemment dans les commencements d'exploitation des nouvelles lignes.

Les ingénieurs doivent donc apporter la plus grande attention au bon établissement de la voie.

Premier fait. — En 1844, le convoi de marchandises parti de Cette, dans l'après-midi, a déraillé avant la station de Frontignan, par suite d'un enfoncement de la voie dont l'entretien était pitoyable.

Eboulement de la voie par une source. — Le 18 juillet 1846, à 9 heures du soir, sur le chemin de Vierzon, entre le viaduc de la Loire et le pont biais construit sur la route de Sandillon, il s'est déclaré dans le remblai un affaissement considérable. Les terres ont disparu, laissant un vide qui avait la forme d'un cône renversé. La disparition de ces terres avait pour cause une cavité souterraine occupée par une nappe d'eau. On évalue à 1,000 mètres cubes l'importance des terres englouties. On pense que cet accident a été causé par l'affaissement des conduits souterrains dans lesquels coulent les infiltrations qui donnent naissance au Loiret. Heureusement que ce chemin n'était pas encore livré à l'exploitation.

Cet exemple prouve combien il faut prendre de précaution pour l'établissement d'un chemin de fer dans le voisinage d'une source importante ; je ne l'ai rapporté ici que pour appeler l'attention des ingénieurs.

Eboulement de la voie par des pluies. — *Premier fait.* — Le 20 août 1852, sur le chemin de fer de l'Est, par suite de l'abondance d'eau versée par un orage qui avait éclaté dans la nuit du 19 au 20 août, la voie avait été minée ; elle s'est enfoncée sous le poids de la locomotive; elle a déraillé en se relevant par l'effet de la vitesse acquise. Le déraillement a eu lieu à 40 mètres du pont de la route nationale ; elle est venue se briser contre la culée nord-ouest dudit pont.

Le mécanicien et le chauffeur ont reçu de fortes contusions.

Deuxième fait. — En 1853, sur le chemin d'Amiens à Boulogne, il y eut un déraillement, parce que la voie avait été minée par de grandes pluies.

Le mécanicien et le chauffeur sont tombés sur la voie et ont été assez fortement contusionnés.

Eboulement de la voie par des inondations. — Lorsque des pluies sont tombées en abondance, que les rivières débordent dans les campagnes, les eaux, poussées par un courant rapide, transportent des meubles, des arbres, et viennent frapper comme un bélier sur les obstacles qui s'opposent à leur passage, on voit alors parfois ces obstacles céder et ouvrir une nouvelle route à l'inondation. C'est dans de pareilles conditions aussi imprévues qu'arrive le renversement de la voie en remblais de certains chemins de fer, et qu'il pourrait arriver des accidents. C'est ainsi que, le 11 mai 1856, une première inondation du Cher a coupé, à la bifurcation de Vierzon, la ligne de Bourges, dans une longueur de 800 mètres ; sur la ligne de Châteauroux, l'Arnon, démesurément grossi, a emporté un pont de cinq arches.

Dans les premiers jours de juin, une seconde inondation, plus forte que la première, coupait en deux points le remblai qui, à Orléans, traverse le val de la Loire, y pratiquait deux brèches d'une longueur d'environ 100 mètres et démontait la voie sur 3 kilomètres d'étendue. La grande digue, nommée la levée, qui depuis deux cents ans protége toute la belle vallée de la rive droite, était renversée, et la ligne se trouvait coupée en plusieurs points : 25,000 mètres cubes de remblais étaient enlevés.

Les voies se trouvaient ainsi, de Blois à Ancenis, bouleversées ou couvertes sur une longueur de plus de 97 kilomètres.

A la même époque, la voie a été enlevée à Tarascon, sur une étendue d'un kilomètre.

Eboulement de la voie par le froid. — Le premier convoi parti, le 24 janvier 1850, de Berlin pour Breslau, a éprouvé un grave accident entre Sorau et Hannsdorf. Ce convoi marchait avec une vitesse ordinaire, lorsque, à environ 8 kilomètres de Hannsdorf, la locomotive et le tender firent tout à coup un soubresaut et tombèrent dans la vallée située à côté de la voie et dont la profondeur est d'environ 8 mètres.

Le mécanicien et le chauffeur, entraînés dans la chute de la locomotive et du tender, ont été écrasés.

Le convoi a continué sa marche pendant quelques minutes, puis s'est arrêté.

On attribue ce malheur à l'abaissement d'une partie du sol de la voie, par suite des froids rigoureux qui régnaient depuis quelque temps.

Eboulement de la voie par un tremblement de terre. — Un tel accident serait, sans nul doute, un des plus redoutables que l'on puisse imaginer autant par sa spontanéité que par la destruction des ouvrages d'art qui pourrait en être la suite. Que serait-il arrivé à un convoi surpris par un tremblement de terre comme celui qui détruisit Lisbonne, le 1er novembre 1755? Tous les grands édifices de la ville et un quart des maisons particulières furent renversés. On en ressentit des secousses dans toute l'Europe, au Groënland, aux Indes occidentales et en Afrique.

Mais, sans remonter à une date aussi ancienne, ne voyons-nous pas chaque année les tremblements de terre occasionner des dégâts plus ou moins considérables? Ainsi, le 21 et le 22 août 1856, il y a eu de fortes secousses dans la province de Constantine : tous les caravansérails placés sur la route de Sétif à Bougie ont été endommagés ; à Philippeville, des édifices et des maisons particulières ont été fort ébranlés, le clocher de l'église s'est écroulé ; on a été obligé d'évacuer l'hôpital civil et l'hôpital militaire.

Je me borne à citer ces deux faits que l'on pourrait multiplier à l'infini, mais qui m'entraîneraient trop loin du sujet principal que je traite.

Je ne connais aucun accident arrivé pour cette cause dans les chemins de fer, et la raison principale de leur rareté, c'est la rareté même des lignes ferrées dans les pays où l'on éprouve souvent des tremblements de terre; mais on commence à construire et même à exploiter des chemins de fer en Algérie, en Italie, en Sicile, en Egypte, et si des maisons, des monuments solidement bâtis, des villes entières peuvent disparaître dans ces secousses terribles, il n'y a pas lieu de croire que les voies ferrées et surtout les ouvrages d'art indispensables dans leurs parcours soient épargnés. Un instant suffirait pour perdre ou sauver un convoi. Dans de pareilles circonstances, les mécaniciens devront donc marcher avec la plus grande prudence, et toujours s'assurer que devant eux la ligne n'a souffert aucun dommage.

Voie posée sur un sol argileux. — Lorsque la voie traverse un sous-sol argileux, il peut y avoir des dangers, surtout si la couche d'argile est considérable. Si le temps est sec et chaud, ce sous-sol est immuable et la voie paraît établie dans de bonnes conditions de sécurité; mais si'l survient des pluies abondantes et durables, l'eau s'infiltre peu à peu, gagne, à une plus ou moins grande profondeur, les couches d'argile, les détrempe, et on voit alors la voie et les traverses s'affaisser et glisser vers la partie déclive du terrain.

Cet effet s'est produit d'une manière remarquable sur le chemin de Corbeil, et il a fallu des travaux d'art considérables pour remédier à ce déplorable état de choses.

On assure que le même effet s'est produit sur le chemin de fer de Dijon à Besançon peu de temps avant le commencement de son exploitation.

Voie posée sur un sol tourbeux. — Le sol tourbeux est trop mobile, trop élastique pour permettre avec sécurité l'établissement d'une voie ferrée, sans avoir pris préalablement toutes les précautions convenables.

C'est à cette cause, dit-on, qu'il faut attribuer l'accident de Fampoux, arrivé sur le chemin de fer du Nord le 8 juillet 1846, dans lequel un mécanicien fut blessé.

Eboulement des talus. — Les éboulements de terrains qui viennent se faire dans les tranchées des chemins de fer sont excessivement dangereux, car ils ne peuvent pas toujours être prévenus par l'active surveillance des cantonniers et des ingénieurs. Ils peuvent être assez subits, surtout après les grandes pluies et pendant le dégel, pour venir barrer la voie et empêcher tout passage au moment de l'arrivée d'un convoi.

Premier fait. — En décembre 1856, un éboulement de terrain assez considérable a eu lieu de cinq à six heures du soir, entre la station de Tain et celle de Servez. La montagne qui longe les rails sur ce point s'est éboulée en partie sur une longueur de 50 à 60 mètres, et toute communication a été interceptée. De nombreux ouvriers ont été envoyés immédiatement pour dégager la voie.

Fort heureusement la voie était tout à fait libre à l'heure où l'éboulement s'est produit, et l'on n'a eu aucun accident à déplorer.

Deuxième fait. — Au chemin de fer de Londres à Birmingham, et sur le côté occidental de la tranchée de Budbrook, il y a eu un éboulement considérable de terre qui a causé un déraillement, dans lequel le mécanicien a été fortement contusionné. On attribue cet accident au peu d'inclinaison des talus, qui devenaient alors très-roides et portaient immédiatement sur la voie les terres qui s'en détachaient par une cause quelconque. Dans l'origine des chemins de fer, on ne donnait que 1 à 2 centimètres par mètre d'inclinaison, actuellement on en donne 3 et 4.

Eboulement des viaducs. — *Premier fait.* — En janvier 1853, le beau viaduc du chemin de fer de l'Ouest construit sur la rivière de l'Huisne à Ivré a été complétement détruit.

Les deux arches qui tenaient à la rive droite ont cédé sous la pression de l'eau et ont été enlevées; celle de la rive gauche est restée debout, mais en perdant son aplomb, et les revêtements furent séparés du terre-plein de près de 80 centimètres; la culée de droite fut affreusement lézardée.

Eboulement des ponts. — Les ingénieurs doivent apporter le plus grand soin dans la construction des ponts et dans le choix des matériaux.

On a employé les ponts en bois, en pierre, en fonte. En Angleterre, ces derniers sont soutenus par des cintres en bois.

Sur le chemin de fer de Bade, ils sont renforcés par des anciens rails qui offrent toute la garantie du fer éprouvé.

Premier fait. — En 1846, le pont-viaduc d'Orléans à Vierzon, sur la Loire, a été emporté par une crue subite. Deux arches, la culée de la rive gauche et environ 100 mètres de remblai furent emportés. — Dans la même inondation, la levée qui défend le chemin de fer entre Blois et Tours fut enlevée et le service interrompu.

Le 1er juin 1856, la Loire débordée a interrompu la circulation entre le Guétin et Nevers, en emportant le pont par-dessous rails construit sur la route impériale n° 76.

Deuxième fait. — Le 19 janvier 1846, sur le chemin de fer du South-Eastern, entre minuit et une heure du matin, un accident sérieux est arrivé au moment où le convoi de bagages venant de Douvres arrivait à un pont qui traverse une petite rivière, à 1 kilomètre de Tonbridge. Un des arcs-boutants, battu par le débordement des eaux et par le vent, s'est écroulé. Au moment où la locomotive arrivait sur le pont, une des arches est tombée ; la locomotive, le tender avec le mécanicien et le chauffeur, tous deux frères et nommés Doyle, ont été précipités dans l'eau.

Le mécanicien a été tué et le chauffeur grièvement blessé.

Troisième fait. — Le 8 avril 1850, le chemin de fer de Nordwich a été le théâtre d'une catastrophe des plus graves.

Vers huit heures, au moment où le convoi chargé des passagers du bateau à vapeur s'engageait sur le pont de Wilsonville, ce pont a cédé tout à coup sous le poids, entraînant dans sa chute quatre voitures, dont trois de bagages, et la quatrième remplie de voyageurs. Heureusement la locomotive, lancée à grande vitesse, eut assez d'élan pour atteindre l'autre rive, en brisant les liens qui l'attachaient au convoi. Heureusement encore les débris du pont s'enchevêtrèrent de façon à soutenir les voitures au-dessus de l'eau qui coule rapide et profonde dans cet endroit.

L'obscurité, le feu des poêles éparpillé par le choc et qui menaçait d'incendier les voitures, les cris arrachés par la souffrance et la terreur ont produit durant quelques instants une scène de confusion impossible à décrire. Le mécanicien a été tué sur le coup et nombre de passagers plus ou moins blessés.

Quatrième fait. — Un terrible accident a eu lieu le 31 juillet 1850 sur le chemin de fer d'Erié, dans les

Etats-Unis. Un pont de fer, long de 65 pieds, s'est brisé au moment où un convoi chargé de 113 bœufs et d'une grande quantité de moutons et de porcs le traversait. Sur 17 wagons, 15 sont descendus dans l'abîme. La locomotive venait d'atteindre le bord quand le pont s'écroula. La chaîne qui rattachait le tender se rompit, le machiniste et le chauffeur furent sauvés.

Cinquième fait. — Une catastrophe est arrivée en mars 1857 sur le chemin de fer Great-Western, au pont qui traverse le canal de Desjardins. Ce pont, élevé de 60 pieds au-dessus de l'eau, se balance fortement sur ses attaches. On suppose que, sous le poids d'un convoi passé peu de temps auparavant, le tablier avait dû rester affaissé, de sorte que la locomotive de celui-ci alla battre contre la culée. Par suite, les voitures de passagers furent violemment soulevées et précipitées dans le canal.

Le train auquel est arrivé l'accident est celui qui fait le service des stations de Toronto à Hamilton. Il avait quitté la première de ces villes à quatre heures de l'après-midi, avec un nombre de passagers que l'on estime diversement de 70 à 100.

L'eau du canal a 18 pieds de profondeur, en sorte qu'il y a eu des victimes.

La locomotive et le tender, avec le mécanicien et le chauffeur, ont plongé les premiers dans le canal et se sont envasés à 20 pieds au-dessous de la surface. La voiture à bagages et deux autres voitures ont été mises en pièces.

Défaut de largeur des remblais. — Les remblais trop étroits peuvent être la cause première des accidents, car lorsqu'ils sont un peu élevés, la voie n'a plus la stabilité voulue, et si le tassement ne peut s'opérer sur la base sans préjudice pour l'invariabilité de niveau de la coupe supérieure, il y a déplacement nécessaire des traverses et des rails.

Les remblais trop étroits peuvent être aussi la cause secondaire d'accidents plus graves souvent que les premiers. Si je suppose en effet un déraillement arrivant sur un remblai large, les voitures viendront s'arrêter sur la voie et s'y ensableront presque toujours; mais si la voie est étroite, la locomotive et le tender franchiront facilement les quelques centimètres libres et iront alors glisser à 8 ou 10 mètres plus bas, entraînant après eux tout ou partie du convoi.

Mauvais ballast ou ballast argileux. — Encore bien que la voie soit bien établie et sur un bon fond cependant, si l'on se sert de ballast argileux, il se détrempe par les pluies et ne soutient plus les traverses : les rails alors en se déplaçant produisent des accidents.

Au chemin de fer de Versailles (rive droite), on a dû

suspendre l'exploitation et complétement démolir la voie pour remplacer le ballast argileux par du ballast de meilleure qualité.

Mauvaise qualité des rails. — Les rails peuvent être la cause d'accidents graves par suite d'*exfoliation*, de *courbure* ou de *rupture*.

Premier fait. — Le 7 décembre 1848, sur le chemin de fer de Lancashire et Yorkshire, une locomotive et son tender se rendant de Hormanton à Wakefield fit tout à coup un soubresaut, attribué plus tard à la courbure d'un rail, et se précipita en bas du talus du rail-way, puis, après y avoir tourné deux fois sur elle-même, tomba fracassée au fond de la profonde vallée qui longe la voie. Trois hommes se trouvaient sur cette locomotive, le mécanicien et deux ouvriers. Tous les trois furent lancés au loin dans la vallée. Les deux ouvriers, déjà horriblement mutilés par leur chute avec la machine, ont expiré sur-le-champ. Le mécanicien, M. Callaghon, en a été quitte pour de fortes contusions, et il a été trouvé sans connaissance.

Deuxième fait. — Le 12 avril 1840, entre Givors et Rive-de-Gier, rupture d'un rail à droite. Le sieur Lacroix fit fonctionner le décrochage et la trémie en sable, le convoi s'arrêta instantanément, tandis que la locomotive, entraînant avec elle le tender et le wagon portant l'essieu de rechange, traversa l'accotement, et tous les trois, roulant sur eux-mêmes, furent précipités en bas du talus, dont la hauteur est de 15 mètres.

Troisième fait. — Le 26 octobre 1853, le train parti de Versailles à 7 heures du matin a cassé un rail entre les stations de Courbevoie et d'Asnières, au lieu dit du *Pont des quinze perches*, à 160 mètres de ce pont porté par des colonnes en fonte. Les trois derniers wagons, ayant déraillé, sont venus heurter les colonnes qui occupent le côté gauche de la voie. Deux de ces colonnes ont été renversées. Il y a eu plusieurs personnes de blessées, au nombre desquelles on compte le garde-frein.

Mauvaise qualité des coussinets. — . . .

. . . .

. . . .

. . . .

Pose défectueuse des rails. — . . . .

. . . .

. . . .

. . . .

Pose défectueuse des supports. — . . .

. . . .

. . . .

. . . .

Déplacement des rails par dilatation. — Il ne faut pas seulement que les rails soient bien posés et assujettis convenablement, il faut encore qu'on laisse libre, entre chaque bout, un espace de 5 millimètres environ, de manière que lorsque, par l'effet de la chaleur, le fer vient à se dilater dans le sens de la longueur, ils arrivent alors à se toucher presque, sans se rencontrer jamais complétement. Sur les chemins français on se contente, pour assembler les bouts des rails, de les couper perpendiculairement à la direction du chemin. Sur les chemins belges, tantôt on joint les bouts de rails en biais et tantôt on entaille les deux rails pour les poser à mi-fer.

M. With (1) cite deux faits curieux de cette dilatation des rails.

Premier fait. — En 1842, sur le chemin de Saint-Etienne, un rail a été lancé à 3 mètres en dehors de la voie, par suite d'un effet de dilatation.

Deuxième fait. — Sur le même chemin, en 1844, quelques rails fortement dilatés s'arc-boutèrent à tel point qu'ils se soulevèrent dans le coussinet de joint; la locomotive en passant fit abaisser le premier rail et dérailla en se heurtant contre le rail suivant.

Déplacement des coins. — *Premier fait.*— Sur la ligne Eastern-Counties, le convoi allait avec une

---

(1) Page 61.

vitesse de 70 à 80 kilomètres, lorsque la locomotive a déraillé en heurtant les traverses, par suite du déplacement d'un coin.

Le chauffeur a été jeté sous la locomotive et tué sur le coup. Le mécanicien n'a éprouvé qu'une violente secousse, quoique la locomotive et le tender aient été renversés sur la voie de remonte.

Pourriture des traverses et des longuerines. — Lorsque les traverses et les longuerines sont placées dans un sol humide ou même argileux qui retient l'humidité, il n'est pas rare de les voir pourrir promptement, elles peuvent alors laisser échapper les coussinets qui fixent les rails.

Les accidents par cette cause doivent être très-rares, car on remplace avec soin les traverses pourries, et il faut qu'elles le soient à un degré considérable pour qu'elles laissent écarter les rails ou échapper les moyens d'attache des coussinets.

Ecartement des dés en pierre. — . . .
. . . .
. . . .
. . . .

Corps étrangers sur la voie. — Le convoi peut rencontrer sur la voie des objets que je distinguerai : 1° en mobiles, comme les hommes, les animaux; 2° en immobiles, comme wagons, voitures, outils, pierres, terre, arbres, etc.

1°. CORPS MOBILES. — Je n'entends parler ici que des objets qui peuvent se rencontrer accidentellement, et non de ceux qui peuvent y avoir été placés par la malveillance; nous parlerons de ceux-là plus tard dans un chapitre spécial.

Le corps d'un homme n'est pas assez fort ni assez résistant pour faire dérailler un convoi, ces accidents sont malheureusement assez fréquents pour que l'on puisse savoir l'effet que peut produire un tel obstacle. On ressent quelquefois une petite secousse, quelquefois même on ne s'aperçoit que l'on vient de broyer un homme qu'aux cris poussés par le blessé.

Il n'en est pas de même lorsque le convoi rencontre un cheval ou une vache.

Premier fait. — Sur le chemin de Hambourg, un cheval mal tenu par son gardien tomba du wagon sur le chemin et fit dérailler tout le convoi.

Deuxième fait. — Le 17 août 1856, un épouvantable accident est arrivé sur la ligne du chemin de fer d'Anvers à Gand. Le dernier convoi parti d'Anvers a déraillé entre la Tête de Flandres et Zwyndrecht. Deux locomotives remorquaient le convoi; par suite du choc, la première locomotive fut jetée à droite, entraînant avec elle le wagon de marchandises. Le char à bancs qui suivait après fut entièrement brisé. Tous les wagons et chars à bancs venant après éprouvèrent un tel choc que les essieux de plusieurs voitures cassèrent; un des chauffeurs a été tué.

Le déraillement a été causé par une vache qui s'était couchée en travers des rails.

Troisième fait. — La ligne du chemin de fer de Rouen à Dieppe a été, le 1er janvier 1857, le théâtre d'un accident qui aurait pu causer de grands malheurs.

Le train qui arrive à Dieppe à 6 heures du soir marchait à grande vitesse et arrivait à Anneville, lorsqu'un jeune cheval, échappé des herbages d'un éleveur, trouvant une barrière ouverte, vint se placer sur la voie au moment où le train passait. L'animal fut broyé sur le coup, et il résulta de ce choc un ébranlement qui mit le convoi en danger. Heureusement les voyageurs en furent quitte pour la peur.

2°. Corps immobiles. — Les corps immobiles qui peuvent se rencontrer sur la voie sont plus dangereux lorsqu'ils sont mous et élastiques comme une botte de paille ou de foin, une balle de coton, un ballot, que s'ils offrent une certaine résistance, comme une pierre, un morceau de fer, etc.

Dans le premier cas, la locomotive passe par-dessus l'objet et déraille presque toujours; dans le second cas, l'objet est brisé ou projeté au loin et souvent on n'éprouve qu'une secousse plus ou moins violente.

Premier fait. — Le 5 décembre 1843, sur le chemin

de fer de Saint-Etienne à Lyon, le convoi avait dépassé Givors et se trouvait dans la tranchée d'Arboran, lorsque la machine dérailla. L'avant s'enfonça dans les graviers qui forment le talus, la machine fut renversée sur le côté, en travers de la voie, ainsi que le tender et le cadre de sûreté. Le mécanicien a été tué sur le coup; le chauffeur a été jeté dans le fossé et n'a eu que quelques contusions.

La secousse avait produit la rupture des deux bielles et de l'un des chasse-pierres. Un des morceaux de la bielle, en s'appuyant sur le sol, a déterminé le renversement de la machine.

Cet accident a été produit par deux pierres, l'une de 15 kilogrammes et l'autre de 7, oubliées sur le bord du rail gauche.

Deuxième fait. — Le 14 janvier 1839, sur le chemin de fer de Leipsick, la locomotive vient heurter un chariot à roulettes chargé de troncs d'arbres, qui était resté sur la voie, par suite de la négligence de son conducteur endormi. La machine casse la chaîne qui la réunissait au convoi et va rouler dans une vallée que le chemin de fer traversait avec un remblai de 15 mètres. Le chauffeur seul reçut quelques contusions.

Troisième fait. — Le 21 novembre 1844, sur le Midland-Counties, un convoi rencontre un tender déraillé. Le chauffeur Georges Burley est mort deux jours après des suites de ses blessures.

Quatrième fait. — En novembre 1852, un train spécial se dirigeant sur Fontainebleau a rencontré sur la route un wagon-écurie. Sa machine seule a déraillé dans une situation telle, que les roues de devant interceptaient la voie opposée ; mais, par une coïncidence fatale, le train venant de Montereau a heurté la locomotive déraillée. Un chauffeur a été assez sérieusement blessé.

V. — ACCIDENTS QUI DÉPENDENT DE L'INOBSERVATION DES RÈGLEMENTS.

Aiguilles mal dirigées ou mal faites. — Une erreur d'aiguilles peut faire faire fausse route à un train entrant dans une station, et le diriger sur une voie occupée par un autre convoi en marche, ou des wagons, ou une locomotive au repos ; dans ce cas, on dit qu'une aiguille est mal faite. Cette erreur peut même causer un déraillement partiel, suivant le sens dans lequel les aiguilles sont placées.

Premier fait. — Le 19 août 1845, à 8 heures du soir, sur le chemin de Saint-Etienne à Lyon, un train de voyageurs a déraillé sur l'aiguille d'amont de la croisière du Sardon, à la sortie de la station de Rive-de-Gier.

L'aiguille avait été détournée par un enfant qui jouait près de là.

La locomotive et le tender seuls ont quitté la voie. Le mécanicien est resté debout sur sa machine ; mais le chauffeur s'est élancé volontairement à terre et s'est luxé un pied.

Deuxième fait. — Le 2 juin 1849, sur le chemin de fer de Saint-Etienne à Lyon, la machine conduisant le convoi de voyageurs allant à Lyon, arrivée à la percée de Couzon, a subitement déraillé, parce que les aiguilles n'étaient pas en place, et a été jetée contre un des murs de la voûte. Le mécanicien et le chauffeur ont été grièvement blessés. L'un a eu la jambe horriblement broyée et cassée, l'autre a reçu des contusions aux deux pieds.

Troisième fait. — Le 9 septembre 1855, sur le chemin de l'Ouest (rive gauche), un train de voyageurs, par une fausse manœuvre d'aiguilles, est dirigé vers la gare des marchandises et y rencontre un train disposé pour le départ.

Le mécanicien et le chauffeur n'ont eu que des contusions.

Quatrième fait. — Le 18 novembre 1853, à une heure 1/2 du matin, le train parti de Bordeaux, à 11 heures du soir, s'arrêtait à Chalais, entre Angoulême et Libourne, pour prendre de l'eau, lorsque, par une fausse manœuvre de l'aiguilleur, il fut reçu sur une voie d'évitement où stationnait déjà un train de marchandises. Il en est résulté un choc dont les voyageurs se sont à peine ressentis. Le chauffeur a reçu quelques contusions.

Cinquième fait. — Le 9 octobre 1854, sur un chemin de fer des Etats-Unis, un convoi de voyageurs a déraillé, parce qu'une aiguille avait été mal dirigée. Le mécanicien a été tué et le chauffeur blessé.

L'aiguille peut aussi se trouver mal dirigée par suite d'un accident arrivé à la tringle; c'est ce qui vient d'arriver récemment sur le chemin d'Orléans.

Le 9 mars 1857, un convoi de marchandises venant de Paris, et entrant en gare, a déraillé près du premier pont de la Bourée.

On sait que l'aiguille qui sert à faire passer un train d'une voie sur une autre est mise en mouvement par une tringle. Cette tringle s'étant brisée au moment même où la locomotive s'engageait dans la voie de garage, l'aiguille revint sur elle-même et produisit un déraillement par suite duquel la machine s'engagea dans le sable; le tender fut jeté de côté près du talus; les wagons, lancés par la vitesse acquise, vinrent s'accumuler les uns sur les autres; le conducteur du convoi fut lancé avec violence du haut de son siége sur la voie et tué sur le coup; le mécanicien et le chauffeur n'ont eu que des contusions.

Inobservation des signaux. — *Premier fait.* — Le 10 janvier 1856, un accident grave est arrivé sur les travaux d'achèvement du chemin de fer de Chartres. Vers le kilomètre n° 37, une machine de terrassement poussait en avant des wagons vides. Le mécanicien n'a pas aperçu un signal qui lui indiquait que la voie était encombrée de matériaux. Dans le choc qui s'en est suivi, les wagons ont déraillé, et malheureusement deux ouvriers ont été tués et trois blessés.

Deuxième fait. — Dans la nuit du 19 au 20 octobre 1853, vers 8 heures 1/2, près la station de Beaugency, un train de voyageurs revenant de Bordeaux a rejoint un train de marchandises. Tous les signaux destinés à couvrir le train avaient été faits régulièrement, et l'on ne s'explique pas comment le mécanicien ne s'y est pas conformé.

Le mécanicien du train de voyageurs a été tué, le chauffeur est mort des suites de ses blessures.

Signaux mal faits ou oubliés. — Les signaux rouges commandent l'arrêt ; les signaux verts le ralentissement. Les signaux d'arrêt doivent être faits à 500 mètres du point intercepté et à 1000 mètres dans les pentes de plus de 6 millimètres. En temps de brouillard, on emploie les signaux pétards que l'on nomme encore signaux avertisseurs.

Premier fait. — Sur la section du chemin de fer de Strasbourg à Sarrebourg, le 13 septembre 1851, un signal de secours donné à tort de Vendernheim à Strasbourg, à 8 heures 10 minutes du soir, a fait partir de cette dernière station la machine de réserve, qui s'est mise en marche avec toutes les précautions prescrites. Arrivée à environ 4 kilomètres de Strasbourg, la machine de Strasbourg a aperçu le convoi venant sur elle, et sur la seule voie qui existe dans cette partie.

Le mécanicien a aussitôt renversé sa vapeur, celui qui conduisait le train a pu également diminuer sa vitesse. Il a toutefois été impossible d'éviter un choc, et les deux mécaniciens seuls ont éprouvé des contusions.

Deuxième fait.—En septembre 1853, par suite d'une dépêche télégraphique mal comprise, un train de marchandises de soixante voitures, remorqué par deux machines partant de Ligugé, rencontra, dans une courbe que décrit la ligne au milieu de ces deux points, un train de voyageurs parti de Poitiers, sur la voie unique qui existait à cette époque.

Deux mécaniciens et un chauffeur furent tués, un mécanicien et deux chauffeurs furent dangereusement blessés.

Troisième fait. — En 1847, le mécanicien M***, partant de la Chapelle-Saint-Denis avec un train de marchandises, devait croiser la voie d'arrivée, mais il y rencontra un train de voyageurs non signalé.

Dans le choc qui eut lieu, M*** tomba sous sa machine et fut écrasé par la roue motrice.

Quatrième fait. — En 1854, le mécanicien V***, conduisant un train de voyageurs, reçut un coup de tampon à la gare de Choisy, d'une machine conduisant des bestiaux qui n'avait pas été signalée.

Il tomba sous sa machine, et fut brûlé par l'eau de la chaudière qui le couvrit entièrement.

Non-fermeture de la vapeur. — *Premier fait.* — Le 6 octobre 1856, un grave accident est arrivé à Fisherton (Angleterre). Le mécanicien conduisant un train de bestiaux de Wilton à Salisbury, en approchant de Fisherton, ne ferma pas assez tôt la vapeur de sa machine. Le train fut précipité, entraîna la partie nord de la plate-forme et s'ouvrit un chemin dans la station même. Les wagons furent brisés et les bestiaux écrasés.

Le mécanicien et le chauffeur ont été tués.

Serrement tardif des freins en arrivant aux stations. — *Premier fait.* — Il y a plusieurs années, sur le chemin de Saint-Germain, on essayait un nouveau frein, lorsqu'en approchant de la gare il ne put fonctionner convenablement par suite de la chaleur, la locomotive vint frapper violemment contre le butoir. Dans ce choc, l'ingénieur en chef M. F***, qui était sur la locomotive, fut blessé, et le conducteur chef de train eut les deux jambes fracturées.

Serrement trop rapide des freins ou arrêt brusque. — Dans ce cas les mécaniciens et les chauffeurs sont moins exposés que les voyageurs, car si les premiers peuvent seulement recevoir des contusions ou être précipités à terre, les seconds donnent généralement plus de victimes.

Les wagons placés au milieu d'un convoi ordinaire sont soulevés lorsqu'on arrête brusquement la vitesse de la tête ; les arrêts trop subits peuvent dans ce cas produire cet effet à un point tel qu'il y ait déraillement. Cet effet se produira surtout lorsque le convoi sera très-lourd et les locomotives très-pesantes, car alors elles résisteront à la pression des wagons et formeront barrage.

Inobservation des heures de départ ou d'arrivée et des règlements. — Même dans les chemins à deux voies, il faut observer la plus grande exactitude dans les heures de départ ou d'arrivée et dans les règlements, sans cela on s'exposerait à des accidents certains, car il n'est pas possible d'empêcher par des moyens mécaniques les collisions d'un convoi arrivant sur un autre par derrière.

Premier fait. — Le 3 décembre 1845, sur le chemin de fer d'Orléans, deux trains se sont rejoints à la station de Saint-Michel. L'un était un train à stations, et l'autre un train extraordinaire avec vingt-deux wagons et deux locomotives. Le premier train un peu en retard était arrêté à Saint-Michel, lorsque le deuxième le rejoignit.

Malheureusement, malgré l'emploi des quatre freins

et la contre-vapeur des deux machines, la pente de 3 millimètres 1/2 n'a pas permis d'arrêter complétement la vitesse acquise avant d'arriver au point où se trouvaient les derniers wagons du train précédent. De là déraillement des deux locomotives et des deux tenders du deuxième train.

L'inspecteur de la Compagnie chargé de la conduite du deuxième train est tombé sous les roues de son tender, sa mort a été instantanée. Les deux mécaniciens ont été jetés à bas de leurs machines par l'effet du choc, mais ils n'ont reçu aucune blessure. Les deux chauffeurs sont restés à leurs freins et n'ont pas été renversés.

Deuxième fait. — Le 21 juillet 1844, sur la rive gauche, choc de deux convois, l'un conduit par la machine *la Chartre*, le deuxième par *la Seine* et *l'Eure-et-Loir*.

Des quatre mécaniciens et chauffeurs, trois sautèrent sur la voie, un d'eux fut blessé fort grièvement. Celui qui resta sur sa machine pour y serrer les freins n'éprouva aucun accident.

Troisième fait. — Le 18 novembre 1846, sur le chemin de Strasbourg à Mulhouse, un train spécial rencontre la queue du convoi de Thann. La locomotive broie le dernier wagon vide de marchandises, et le tender déraille. L'aide-mécanicien est jeté dans le fossé par le choc, et il a le bonheur d'en être quitte pour quelques contusions.

Quatrième fait. — Le 22 février 1849, un convoi de voyageurs se rendant à Manchester, et qui venait de ralentir sa vitesse pour entrer à la station de Harlington, a été rencontré par un train de marchandises lourdement chargé. Les deux locomotives ont déraillé, les tenders ont été brisés ; mais, grâce à la marche ralentie des trains, les mécaniciens n'ont eu que des contusions plus ou moins fortes à la tête et aux genoux.

Cinquième fait. — Le 3 août 1854, sur le chemin d'Orsay, il y a un choc entre le convoi de Sceaux et une machine isolée allant à Orsay. Un des ingénieurs espérait arriver à Bourg-la-Reine assez à temps pour changer de voie. Il conduisait lui-même la locomotive, et il a failli payer de sa vie cette grave imprudence.

Sixième fait. — Le 14 octobre 1854, le train express de Bordeaux a heurté près de Choisy un train de marchandises qui le précédait. La machine du train express a été renversée sur le talus.

Le mécanicien a été tué, et le chauffeur a eu une jambe cassée.

Septième fait. — Dans la journée du 24 octobre 1855, sur le chemin de fer de Lyon, un train de marchandises a été rejoint, dans le souterrain de la Nerthe, par un convoi omnibus de voyageurs.

Un mécanicien et un chauffeur ont été contusionnés.

Irrégularité dans la marche des trains. — 1°. PAR IMPUISSANCE DE LA LOCOMOTIVE. — La locomotive peut devenir impuissante à entraîner le convoi par la rupture d'un piston, une fuite de vapeur, le dérangement d'un régulateur, la cessation du fonctionnement des pompes, etc.; dans ce cas, il peut en résulter des accidents, si on n'a pas le soin de faire couvrir le train à une distance assez éloignée pour rendre une collision impossible.

Premier fait. — Une collision, heureusement sans gravité, a eu lieu dans la nuit du 18 au 19 août 1854, sur le chemin de l'Est, à peu de distance de Châlons-sur-Marne, entre un train de voyageurs arrêté par suite de la rupture d'un piston, et un train de marchandises qui, arrivant sur la même voie, n'a pu, à cause du brouillard, apercevoir les signaux assez à temps pour ralentir sa marche de manière à éviter le choc.

Un mécanicien a été fortement contusionné.

2°. PAR ENCOMBREMENT DE LA VOIE. — La voie peut être encombrée par des corps étrangers ou par de la neige.

Si des corps étrangers placés sur la voie, ou plus souvent de la neige, viennent intercepter la marche d'un train, il peut en résulter des collisions terribles avec les trains qui suivent la même voie et qui ne pouvaient s'attendre à une rencontre.

On lit le fait suivant dans un journal allemand :

« En janvier 1854, sur la partie prussienne du chemin de Saarbruck à Metz, deux convois se supposant en retard, à cause de la neige tombée en abondance, ont marché l'un contre l'autre. Dès que les mécaniciens se sont trouvés en vue, ils ont donné le coup de sifflet, ont fait serrer les freins, ont renversé la vapeur, et ensuite ont sauté en bas avec leurs chauffeurs, sans se faire le moindre mal. Le choc eut lieu, mais sans accident : amorti par les précautions prises, ce n'était plus qu'un simple coup de tampon ; mais la vapeur, continuant à agir sur les pistons en sens inverse, a fait rétrograder avec une vitesse redoublée les trains désormais abandonnés à eux-mêmes. Le convoi de voyageurs s'est arrêté enfin au bas d'une rampe, et le convoi de marchandises, après avoir traversé la gare de Saarbruck, a fini par rester dans la neige près de la frontière française.

» L'express venant de Paris, dûment averti que le train de marchandises était parti, se lança sur ce dernier, dont plusieurs wagons furent endommagés. Aucun accident n'eut lieu. »

On voit dans ce fait un retard occasionné par la neige déterminer un choc, et ensuite une des locomotives, par l'irrégularité de sa marche, devenir elle-même un obstacle et produire un autre accident.

On comprend bien du reste que la neige tombe quelquefois en si grande abondance qu'elle peut arrêter la marche des chemins de fer et occasionner de graves accidents si on ne prenait les mesures convenables.

En voici un exemple :

Dans la nuit du 18 janvier 1857, une épouvantable tempête de neige s'est abattue sur les villes de New-York, Boston, Albany, Philadelphie, Baltimore et Washington. Les chemins de fer ont été obligés de suspendre leur service.

La gare du chemin de fer de Philadelphie à New-York avait été fermée, et un avis annonçait qu'aucun convoi ne pourrait partir, la neige ayant atteint une hauteur de quinze pieds sur certaines parties de la voie.

Le service des voies ferrées a été interrompu pendant plusieurs jours.

3°. Par le brouillard. — Les brouillards rendent plus glissante la surface des rails et ralentissent la marche régulière des trains, en même temps qu'ils diminuent la portée des signaux. Ils sont donc la cause de fréquents accidents.

Premier fait. — Le 9 novembre 1847, sur le chemin de fer du nord de l'Autriche, deux convois, l'un venant de Prague, l'autre de Pardubitz, se sont rencontrés par suite du retard qu'avait apporté le brouillard. Le choc a été terrible, le mécanicien et le chauffeur d'un des deux convois ont été tués.

Deuxième fait. — Un triste accident est arrivé le 28 octobre 1856 à la station de Flemalle, près Liége ; une locomotive manœuvrait dans la station, lorsqu'un convoi de marchandises venant de Huy, n'apercevant pas, à cause du brouillard, les signaux qui lui annonçaient que la voie n'était pas libre dans la station, vint heurter cette locomotive.

Il en résulta un choc épouvantable. Le chauffeur, qui se trouvait sur l'un des remorqueurs, a eu les deux jambes écrasées et on désespère de le sauver. Quant aux deux locomotives, elles ont été presque littéralement broyées.

Troisième fait. — Le 6 décembre 1850, la locomotive du train de Croydon s'est lancée avec force sur le tender du convoi mené par la compagnie du South-Eastern que le brouillard l'avait empêché de voir. Le tender a été brisé, le chauffeur grièvement blessé.

4°. Par accidents. — Le 3 novembre 1851, le train des malles d'Orléans arrivant à Paris à 4 heures du matin a été heurté dans la rampe d'Etampes, où un échauffement des bielles de la machine l'avait forcé à s'arrêter, par la locomotive de renfort d'un train de marchandises qui rentrait au dépôt.

Le mécanicien de cette dernière machine, sachant le train de malles devant lui, a eu l'imprudence de descendre la rampe avec trop de vitesse et de ne pas surveiller sa marche. Il a été blessé dans le choc.

Ouverture des passages à niveau. — Les croisements à niveau ne doivent pas se faire à angles très-obliques, car par la nuit ou les temps de brouillard, les voitures qui traverseraient pourraient s'engager sur la voie de fer au lieu de continuer la route de terre, comme on en a vu des exemples sur le chemin de fer de Versailles (rive gauche).

Les barrières à niveau doivent être soigneusement fermées et gardées lors du passage des trains : c'est à ces défauts de précaution que l'on doit attribuer certains accidents sérieux.

Premier fait. — En 1845, sur le chemin de fer de Bâle à Strasbourg, la malle-poste de Lyon, arrivant par un temps de brouillard à un passage à niveau, trouve la barrière ouverte ; les chevaux de devant s'engagent sur la voie, et c'est seulement alors que le postillon s'aperçoit que la deuxième barrière est fermée et qu'il entend le sifflet d'une machine à 100 mètres. Il a beau chercher à se garer, le train touche la malle, la renverse et blesse le courrier.

Deuxième fait. — En 1845, le convoi de Saint-Etienne à Lyon avait dépassé Givors, lorsque la locomotive, allant à grande vitesse, a trouvé au milieu de la voie une voiture attelée de deux chevaux qui débouchait par un chemin vicinal qu'on avait négligé de fermer avec la barrière.

Le choc a été effrayant, la voiture a été coupée en

deux, le limonier tué sur place, le mécanicien et le chauffeur ont été blessés.

Troisième fait. — Voici un fait dans lequel la présence d'esprit du mécanicien a évité sans doute un grand malheur.

Un mécanicien faisant le train express de Paris à Amiens avec une machine Crampton a rencontré au passage à niveau n° 67 une voiture de pierres de taille placée en travers de la voie.

Jugeant qu'il ne pouvait pas arrêter son train dans la distance qui lui restait à parcourir, il mit sa marche à fond de course, en fit de même de son régulateur et courut sur l'obstacle à toute vapeur.

Les pierres furent broyées, la voiture fut rejetée à gauche de la voie avec une force telle que le train continua sa course jusqu'à Creil, à un kilomètre de là.

Les voyageurs ne s'étaient même pas bien rendu compte de ce qu'ils avaient ressenti. Le cheval de limon seul fut tué.

Ouverture des ponts tournants. — La traversée des rivières sur des ponts tournants peut donner lieu à des accidents graves.

Premier fait. — Il y avait sur la Lys, en Belgique, un pont tournant pour ne pas entraver la navigation. Une mire rouge ou blanche pendant le jour, des lanternes de la même couleur pendant la nuit, assez élevées d'ailleurs pour être aperçues par le machiniste à la distance de 500 mètres au moins, indiquent si le pont est ouvert ou fermé.

Un convoi spécial avait conduit le roi Léopold à Ostende, à dix heures du soir. Le remorqueur repartit pour Malines, traînant quelques voitures qui ne contenaient que deux personnes. Arrivé devant la Lys, le machiniste, voyant que la mire signalait la clôture du pont, continua d'avancer avec la même rapidité. Le pont était ouvert, et le remorqueur se précipita dans la rivière.

Le garde-pont ne savait pas que le convoi dût revenir, et l'heure des voyages une fois passée, il ne s'était plus inquiété de sa lanterne.

Le mécanicien et le chauffeur furent noyés.

Croisement des lignes. — *Premier fait.* — La ligne de Malines à Bruxelles est traversée, à la hauteur de Laeken, par le chemin de fer de Dendre et Waes et par l'embranchement du grand Luxembourg.

Le 18 novembre 1856, le convoi de Bruxelles pour Gand, par Alost, avait quitté la station de la porte de Cologne à 8 heures du soir, lorsque, cinq minutes après, il rencontra, près de la coupure du point d'intersection, un train de marchandises qui arrivait vers la station de l'Allée verte. Un wagon de troisième classe plein de voyageurs fut brisé et la locomotive renversée; le chauffeur, lancé au loin et précipité dans le fossé d'accotement, n'a éprouvé que quelques contusions, mais le chef-garde a eu une côte enfoncée.

VI. — ACCIDENTS QUI SONT DUS A L'IMPRUDENCE.

Les accidents qui sont dus à l'imprudence sont encore assez fréquents chez les employés des chemins de fer; mais ils ne sont cependant pas en raison des imprudences constamment renouvelées qu'ils commettent journellement. A l'occasion d'un accident arrivé par l'imprudence d'un chauffeur, un chef de dépôt d'une grande ligne me disait que si toutes les imprudences étaient payées, ils auraient 250 accidents par semaine.

1°. INATTENTION. — *Premier fait.* — En 1842, un mécanicien du chemin de fer de la rive gauche fut victime de son inattention. Le convoi, parti de Versailles à 7 heures 1/2 du matin, quittait la station de Bellevue. Au moment où il arrivait sur le pont, l'attention du mécanicien fut attirée par une querelle survenue entre le chef de gare et un homme ivre qui voulait courir sur la voie après les wagons. Le malheureux mécanicien pour mieux voir passa la tête hors du tender, elle fut aussitôt heurtée par un des piliers. Le choc avait été si violent, qu'il fut renversé et que la mort fut instantanée.

Deuxième fait. — En 1856, sur le chemin de fer d'Orléans, un chauffeur, ayant oublié l'approche d'un pont, s'est penché hors de la locomotive; frappé à la tête par une des arches de ce pont, il a été précipité sur la voie et broyé par les wagons.

Troisième fait. — P..., mécanicien, était sur le chemin d'Orléans et sur sa machine, il s'occupait à décrocher sa locomotive de la machine de renfort qui était venue l'aider à monter la rampe d'Etampes, lorsque le mécanicien de devant, croyant qu'il avait terminé, marcha en avant. P... tomba alors entre les deux machines, et comme la sienne marchait, il eut le pied attrappé par le chasse-pierre et la malléole interne fracturée. Il est resté huit mois en traitement; actuellement il se sert bien de sa jambe, mais il ressent de vives douleurs à la malléole lorsque le temps change.

Quatrième fait. — En 1852, sur le chemin du Nord et à Lille, un jeune mécanicien était monté sur le tambour des roues d'arrière de la locomotive pour tourner le robinet des pompes, lorsqu'il y eut une légère secousse qui lui fit perdre l'équilibre et le précipita sur la voie. Une roue lui passa sur la colonne vertébrale et il ne survécut que quelques heures.

2°. Imprudence. — *Premier fait.* — Le 5 mars 1850, le train parti de Paris n'était plus qu'à une petite distance de Chartres lorsque le mécanicien, jeune homme de vingt-quatre ans, voulant s'assurer du jeu des robinets de la locomotive, eut l'imprudence de se pencher en dehors du convoi. Il fut atteint par le levier d'une aiguille qui lui enfonça les côtes. Ayant fait alors d'inutiles efforts pour remonter sur la locomotive, il tomba sur la voie, les roues lui passèrent sur un bras qui fut brisé en plusieurs endroits, et le marche-pied lui fit au crâne une profonde blessure ; il ne tarda pas à rendre le dernier soupir.

Deuxième fait. — Le 8 juin 1850, D... conduisait à Saumur un train qui devait ramener des bestiaux. Après la station de Savonnières, il se plaça sur le tablier de la machine extérieur aux rampes, puis quelques instants après, apercevant un convoi qui venait sur lui, il voulut regagner sa place, mais dans sa précipitation il fit un faux pas et tomba sur la voie.

Personne ne s'est aperçu de sa chute, D... était horriblement mutilé. Il avait les deux cuisses coupées et son bras droit ne tenait plus que par quelques filaments.

Ramené à Tours, il y est mort peu de temps après.

Troisième fait. — R..., mécanicien du chemin de fer d'Orléans, était monté sur sa machine, un jour de l'année 1852, lorsqu'il se pencha pour voir une pièce de sa machine; sa tête rencontra un poteau de barrière et il se fit une plaie longue de 15 centimètres environ au cuir chevelu, et il y eut fêlures et perte de plusieurs dents.

Cette blessure ne fut guérie qu'au bout de quelques mois. Mais il est un fait curieux que je dois signaler.

R... avait de fréquentes et douloureuses migraines avant son accident, depuis cette époque elles ont disparu.

C'est avec intérêt que l'on examine aujourd'hui la tête chauve de R... enjolivée d'une immense cicatrice.

Quatrième fait. — En 1847, sur le chemin du Nord, un mécanicien anglais s'étant penché en dehors de la rampe de gauche, pour examiner son mouvement, sa tête vint frapper la pile d'un pont. Il fut tué sur le coup; toute la partie supérieure de la boîte osseuse du crâne avait été enlevée.

Cinquième fait. — Le premier janvier 1852, le mécanicien Bineau, qui n'était pas de service, monta à la gare de l'Ouest sur une machine qui allait à Versailles; arrivé à Plaisance et vis-à-vis de son domicile, il voulut descendre sans faire arrêter le convoi, mais il glissa sur le marche-pied couvert de glace et il tomba sur la voie; il eut les deux cuisses coupées et mourut trois jours après.

Machine pilote mal dirigée. —*Premier fait.* — En septembre 1853, sur le chemin de Rouen, une machine pilote mal dirigée rencontre une machine qui manœuvrait dans l'intérieur de la gare, il en résulte un choc et les deux chauffeurs sont fortement contusionnés.

Machine mal arrêtée et marchant seule. — *Premier fait.* — Vers le 10 février 1856, un mécanicien, croyant avoir fermé complétement son régulateur, descend de sa machine, mais celle-ci part seule et va sur la voie au-devant d'une autre machine qui était arrêtée. Le mécanicien de cette dernière, la voyant arriver, saute à terre. Il en a été quitte pour une violente contusion à l'avant-bras gauche et une plus légère à la hanche gauche.

Wagons poussés par le vent sur une voie en pente. — *Premier fait.* — Dans la nuit du 19 décembre 1850, pendant une grande tempête, un wagon vide garé à la station d'Auvers, près de Pontoise, sur le chemin du Nord, a été poussé par le vent sur la voie de circulation, au moment où passait le train parti de Paris à huit heures du soir. Le wagon, poussé par la machine, a été brisé en mille pièces sur un pont et les débris jetés sur la voie ont fait dérailler plusieurs wagons du train.

Un courrier de la malle et un brigadier d'escorte de la douane ont été grièvement blessés, un voyageur a reçu une très-forte contusion à la tête.

Saut en dehors de la machine. — Les mécaniciens et les chauffeurs doivent s'abstenir de sauter à terre tant qu'ils ont un degré de vitesse supérieur à la marche ordinaire d'un homme ; le plus sûr, quelle que soit l'imminence du danger apparent, est d'attendre que le convoi soit ralenti, car pour éviter un danger possible, on est sûr de se tuer ou de se blesser grièvement.

Premier fait. — Le 9 novembre 1844, deux locomotives de Brandling-Junction s'étant trouvées en présence subitement et à l'issue d'une courbe, les mécaniciens et les chauffeurs ont ralenti la marche du convoi autant que possible, et comme les deux machines devaient encore se heurter légèrement, ils ont sauté à terre sans éprouver d'accidents.

Deuxième fait. — Le 18 avril 1857, dans la matinée, un convoi mixte de la Société de Morialmé, à Châtelineau (Belgique), a déraillé sur le territoire de la commune de Bouillioulx. Le chauffeur, ayant voulu sauter de la machine pour échapper au danger, est tombé sous les roues et a eu la jambe coupée. Cet accident est le seul qui soit résulté de ce déraillement.

Chutes sur la machine et le tender. — *Premier fait.* — Le 9 février 1850, le convoi parti de Strasbourg avait dépassé la station d'Ebersheim et marchait à pleine vitesse, lorsque le chauffeur est tombé du tender sur la voie sans qu'on puisse s'expliquer par quelle cause sa chute a eu lieu. Il a eu la tête fracassée et le bras droit coupé, et il est mort sur le coup.

Deuxième fait. — B..., chauffeur de la ligne de Tours, met le pied sur un morceau de coke, il glisse et tombe sur le tender, il se fait une très-forte contusion à l'épaule droite.

Troisième fait. — B..., mécanicien du chemin de l'Ouest, veut descendre de sa machine, son pied glisse et il se trouve suspendu par le bras, il en résulte un tiraillement violent des ligaments qui entourent l'articulation scapulo-humérale gauche. Cet accident exige la suspension du service pendant quelques jours.

Quatrième fait. — Dans le courant de mai 1850, un conducteur de travaux sur une portion du chemin de fer de Strasbourg non encore achevée menait un convoi de dix-neuf wagons chargés de sable. Dans le trajet, il aperçoit deux ouvriers qui accouraient pour monter sur les wagons. Craignant que cette tentative ne leur fût funeste, à cause de la vitesse imprimée au convoi, il s'élança sur le tender pour écarter ces hommes du geste et de la voix, mais le charbon roula sous ses pieds, il perdit l'équilibre et il tomba entre le tender et le premier wagon. Placé à peu près en travers sur la voie, il eut le bras gauche et le pied droit atteints par les roues et horriblement broyés.

Cinquième fait. — Le 21 septembre 1856, le nommé Otton, chauffeur, voulut passer par-dessus le coke et le tender, pendant que le train était en marche pour Blois, pour aller chercher un vêtement placé dans le coffre appliqué derrière le tender. Il mit un pied sur le coffre et un autre sur la chaîne d'attache, mais il glissa, tomba sur la voie et fut broyé par les autres voitures du convoi.

VII. — ACCIDENTS QUI SONT DUS A LA MALVEILLANCE.

Ces accidents, en dehors des accidents ordinaires, ne peuvent être évités que par une grande surveillance sur la voie. Ils ne sont pas aussi rares qu'on pourrait le croire, et ils ont souvent coûté la vie aux mécaniciens ou aux chauffeurs. Ils ont presque toujours lieu en plaçant un objet lourd en travers de la voie, ce n'est que par exception qu'ils ont lieu autrement.

Premier fait. — Le 1er avril 1848, sur le chemin de fer de Montereau à Troyes, à Romilly, 340 mètres environ de rails ont été décoinsés par des ouvriers pour empêcher la garde nationale de Nogent-sur-Seine d'arriver à Troyes.

La machine a déraillé, le mécanicien a été tué, le chauffeur grièvement blessé.

Deuxième fait. — Le 1er janvier 1851, un train de ballast venait de quitter Forbach vers minuit, il avait pris de l'eau à la station de Saint-Avold, puis il était reparti se dirigeant sur Faulquelmont. Mais l'aiguille de changement de voie avait été détournée par la malveillance d'un homme inconnu.

Le train se dirigea vers une voie de remblai, arriva jusqu'à l'extrémité des rails, et telle avait été la force d'impulsion, qu'après avoir labouré les terres, il fut poussé dans une prairie marécageuse où il s'enfonça à demi. La locomotive, le tender et deux ou trois wagons furent ainsi précipités les uns sur les autres. Six personnes, parmi lesquelles se trouvaient le chef du train, le chauffeur et le maître charpentier, ont été tuées; le mécanicien Malgaine a eu la clavicule brisée.

Troisième fait. — En février 1850, sur le chemin de fer de Lyon et pendant la nuit, la locomotive, arrivée à la hauteur de Chagny, a heurté une pierre énorme déposée sur les rails par malveillance. Par un bonheur providentiel, la locomotive, qui avait bondi en brisant le bloc en mille éclats, retomba sur les rails et put continuer sa marche.

VIII. — ACCIDENTS QUI SONT DUS A LA MALADIE DES MÉCANICIENS OU DES CHAUFFEURS.

Premier fait. — Le 17 novembre 1856, sur la ligne de l'Ouest, à environ 4 kilomètres de la station de Mantes, le mécanicien du train du Havre, ayant été surpris par un éblouissement, est tombé de la machine pendant sa marche et il a été écrasé par le train. On s'est empressé de le relever après le passage du convoi et de lui donner des secours : il respirait encore, mais il était dans un état tel qu'on n'avait pas espoir de le conserver à la vie.

Deuxième fait. — Un mécanicien épileptique, qui avait pu dissimuler son infirmité lors de son admission sur une de nos grandes lignes, est tombé de sa machine, en 1856, pendant une marche à grande vitesse. Il s'est blessé très-grièvement à la tête, mais cependant il a survécu.

Troisième fait. — Le 30 septembre 1856, sur le chemin de fer d'Orléans, vers neuf heures du soir, l'un des chauffeurs, M. Lucas, se trouvait à son poste sur la locomotive d'un convoi en marche, lorsqu'en passant sous le pont du chemin de ronde, près la gare d'Ivry, il fut saisi soudainement par un étourdissement et tomba de la locomotive sur la voie, où il fut broyé sous les roues du fourgon à bagages.

La mort a été instantanée.

IX. — ACCIDENTS QUI SONT DUS A DES CAUSES NON INDIQUÉES.

Les relations des accidents de chemins de fer ne donnent pas toujours les causes qui les produisent, et cependant je crois devoir donner encore quelques faits dans lesquels la santé des mécaniciens et des chauffeurs s'est trouvée compromise.

Premier fait. — Le 20 juin 1847, sur le chemin de fer d'Amiens à Abbeville, la locomotive a déraillé à 6 kilomètres de la gare d'Amiens, et a parcouru 66 mètres sur la voie pour se précipiter dans un trou d'emprunt. La barre d'attache du tender s'est brisée alors, celui-ci a déraillé et s'est renversé à 10 mètres de distance.

Le mécanicien, enlevé par le choc, a eu le bras droit cassé et des fractures de côtes. Le chauffeur n'a eu que quelques contusions peu graves.

Deuxième fait. — En 1848, sur le chemin du Nord, en sortant de Valenciennes et sans cause connue, la machine a déraillé, et après avoir labouré la voie sur une longueur de 150 mètres environ, elle a fini par tomber du haut d'un remblai de 70 centimètres. Le mécanicien, un chauffeur, et un mécanicien belge qui était sur la machine, sont tombés sur la voie. Les deux premiers se sont relevés sains et saufs, malheureusement un coffre d'outils tombé sur la tête du mécanicien belge l'a tué sur le coup.

Troisième fait. — Le 10 mars 1849, la locomotive d'un train de marchandises, allant de Brighton à Portsmouth, a fait un soubresaut non loin de la station d'Arundel et a lancé le mécanicien sur la voie. Le convoi a passé sur le corps du malheureux dont on a retrouvé des restes mutilés.

Quatrième fait. — Le 29 avril 1856, le train attendu au Havre à 5 heures 3/4 n'est rentré en gare qu'à 9 heures 3/4. Ce retard a été occasionné par le déraillement du train facultatif M, qui a eu lieu dans les environs de Mantes et qui pour longtemps a encombré la voie.

La seule victime de cet accident a été le mécanicien Pinaguet, qui, n'ayant pu parvenir à se garer du tender lancé sur la locomotive, a eu une jambe cassée.

Cinquième fait. — Le 6 mai 1856, un terrible accident est arrivé sur le chemin de fer de Panama. Trois trains, contenant environ un millier de voyageurs, avaient quitté Aspinwal, précédés d'un train de bagages, quand la locomotive de ce dernier dérailla près du pont d'Obispo, à 15 milles en deçà du Panama, entravant ainsi la circulation de la route. Le mécanicien a été grièvement blessé, et un accident survenu à une des locomotives fit qu'on fut forcé de faire remorquer toutes les voitures, au nombre de vingt, par une seule locomotive.

A un demi-mille du pont de Catun, le second wagon dérailla et causa de nombreux malheurs.

Sixième fait. — Le 17 septembre 1856, un accident est arrivé sur le chemin de fer de Silésie, près de Reichenbach, par suite de déraillement à un point où le chemin présente un remblai de 10 à 12 mètres; la locomotive s'est renversée d'un côté, les voitures du côté opposé du talus, quelques wagons sont restés sur la voie.

Le mécanicien a été tué du coup.

Septième fait. — Dans la nuit du 30 octobre 1856 il y a eu un déraillement sur le chemin de fer anglais du North-Western. Le mécanicien et le chauffeur d'un train de marchandises ont été tués.

STATISTIQUE DES ACCIDENTS.

Il serait fort intéressant de faire la statistique des accidents arrivés aux mécaniciens et aux chauffeurs. J'ai voulu aborder ce travail en consultant les documents publiés en France, en Belgique, en Angleterre par le *Board of Trade*, en Prusse, en Amérique par le gouvernement des États-Unis, mais tous ces relevés sont faits généralement dans le but de tranquilliser les voyageurs et de leur démontrer que la locomotion par chemins de fer est beaucoup moins dangereuse que la locomotion par route de terre.

On y confond constamment les mécaniciens et les chauffeurs avec les autres ouvriers sous le titre général d'*employés*, et il n'est plus possible de séparer ce qui revient à chacun d'eux.

On n'arrivera à s'occuper utilement d'un tel travail de statistique que lorsque l'on distinguera particulièrement les employés par les professions qui leur sont propres.

Je trouve cependant dans l'ouvrage de M. With (1) l'indication très-précieuse d'un relevé complet de

(1) Ouvrage cité, p. 123.

tous les accidents arrivés sur les lignes anglaises depuis 1840 jusqu'en 1852, et qui a été publié d'après les rapports officiels par la Société Statistique de Londres.

Dans cette période de douze ans 1,828 personnes ont été tuées et 2,648 ont été blessées, savoir :

	Tués.	Blessés.
Voyageurs..................	266	1,796
Etrangers...................	175	65
Individus stationnant sur la voie.	306	84
Mécaniciens................	73	94
Chauffeurs..................	116	123
Conducteurs................	127	100
Gardes-lignes et gardes-freins..	117	65
Employés divers............	648	321
	1,828	2,648

Si l'on fait attention au petit nombre de mécaniciens et de chauffeurs comparé avec celui des conducteurs, gardes-lignes et gardes-freins, on voit que les premiers sont moins souvent tués ou blessés que les seconds et que le chauffeur est plus souvent atteint que le mécanicien. A quoi tient cette différence? Existe-t elle toujours? Ce sont deux questions que l'on ne pourra résoudre que plus tard, lorsque les relevés statistiques seront plus complets.

ASSURANCES.

On n'a pas encore adopté en France l'usage des assurances pour les voyageurs et les employés des chemins de fer, au nombre desquels se trouvent compris les mécaniciens et les chauffeurs; mais il s'est formé en Angleterre et en Allemagne des sociétés qui fonctionnent depuis longtemps et rendent d'utiles services.

Quoique ces sociétés aient surtout pour but d'assurer les voyageurs, il y en a qui ont fait avec les compagnies des traités particuliers pour assurer annuellement leurs employés. Ainsi la *Rail-way-passenger-assurance company*, de Londres, donne 1,500 francs aux mécaniciens et chauffeurs en cas de mort, contre une prime annuelle de 57 fr. 50 c.

A part ce prix ils reçoivent un secours en cas de blessures.

A Erfurt il s'est formé une semblable société en 1853, sous le nom de *Thuringia*, et une société concurrente s'est bientôt formée à Berlin.

CAISSE DE PRÉVOYANCE.

Si nous n'avons encore en France aucune société analogue, les compagnies ont cherché à instituer parmi les employés et à encourager, par des allocations spéciales, la fondation de caisses de prévoyance dans lesquelles viennent puiser les employés en cas de maladie.

Celle de la compagnie de l'Est paraît solidement établie et fonctionne avec beaucoup de régularité. Les fonds de cette caisse proviennent d'une retenue de 1 pour 100 pour les employés qui n'ont pas un traitement supérieur à 3,000 francs, des amendes et d'un versement fait par la compagnie égal au versement de cotisation fait par les souscripteurs. Lorsqu'ils sont malades, ils reçoivent le traitement entier pendant huit jours, moitié du traitement pendant deux mois. Mais comme dans ce dernier cas il existe certainement une maladie ou une blessure grave qui retient l'employé éloigné de son service, la compagnie lui vient en aide et lui tient compte de l'autre moitié de son traitement.

RETRAITE.

Toutes les compagnies n'ont pas de caisse de prévoyance, mais elles ont généralement des caisses de retraite destinées à assurer des ressources pour l'avenir.

Il en existe une au chemin de fer du Nord dont l'origine remonte au 1er juillet 1855 et qui se constitue au moyen d'une retenue de 3 pour 100, obligatoire pour les employés appointés à l'année, facultative pour les ouvriers payés à la journée.

La compagnie, de son côté, prélève tous les mois, sur les recettes, une somme égale au montant de l'ensemble des retenues opérées sur les traitements et salaires. Ces prélèvements successifs, placés à intérêts composés, permettront de doubler les rentes liquidées au profit des employés. L'entrée en jouissance de la rente peut avoir lieu à cinquante ans et même avant en cas de blessures graves ou d'infirmités prématurées.

Dans la compagnie de l'Est, tous les employés qui ont vingt-cinq ans de service actif et dont le traitement ne dépasse pas 1,500 francs ont 300 francs de retraite.

Lorsque le traitement est de 1,500 à 3,000 francs, la retraite est de 1/5.

Il n'y a pas de retraite pour les employés dont le traitement dépasse 3,000 francs.

Si l'on observe avec attention ce qui se passe pour les mécaniciens et les chauffeurs, on remarquera qu'ils sont incapables de faire vingt-cinq ans de service actif, qu'ils seront usés au bout de vingt ans, et que pour eux surtout on devrait abaisser cette limite, comme cela a lieu dans la compagnie du Nord.

Dans les compagnies du Midi, on donne comme retraite moitié du traitement, quel que soit l'emploi.

Il y a retenue obligatoire jusqu'à 3,000 francs de traitement et facultative après ce chiffre. Il serait à désirer, pour la régularité de ces services, que les règlements de toutes les compagnies fussent les mêmes, qu'il n'y eût qu'une seule caisse de retraite centrale pour tous les employés de même catégorie, et que les années de service dans une compagnie pussent leur être comptées lorsqu'ils passeraient sur une autre ligne.

On m'assure qu'une pareille institution existe pour les employés des chemins de fer de l'Allemagne, et que moyennant une faible retenue ils sont assurés, en cas de mort ou de maladie grave, de laisser à leurs veuves ou à leurs enfants une somme d'argent suffisante pour les nourrir.

Comme l'écrivait mon excellent ami M. Chevallier dans une brochure du 1er novembre 1849, où il proposait quelques améliorations pour le bien-être des classes ouvrières, les compagnies devraient donner des primes annuelles d'encouragement aux mécaniciens et aux chauffeurs qui dans l'année n'auraient donné lieu à aucun accident et récompenser les employés de l'administration qui auraient prévenu des accidents, ou qui, dans des cas d'accidents, les auraient rendus moins funestes par leur présence d'esprit et leur courage.

CONCLUSIONS.

1°. En général, après une ou deux années de service sur les locomotives, les mécaniciens et les chauffeurs, choisis d'ailleurs parmi les hommes les plus robustes des ateliers, deviennent plus forts, ils résistent mieux aux vicissitudes atmosphériques et jouissent d'une excellente santé.

Beaucoup d'entre eux, surtout parmi les mécaniciens, prennent un embonpoint considérable.

2°. En général, et sauf quelques exceptions, lorsque les mécaniciens et les chauffeurs peuvent continuer à faire le service actif des locomotives, ils sont fatigués après dix ans, souffrants après quinze ans, et peu capables après vingt ans de faire un service très-actif sur les machines.

3°. Presque toujours ils devront être remplacés après vingt ans au plus, et souvent même placés, avant ce temps, dans des positions sédentaires plus douces; ainsi les mécaniciens comme chefs de dépôt, ajusteurs et monteurs dans les ateliers; les chauffeurs comme chauffeurs de gare ou de machine-pilote.

4°. Sans parler des accidents qui peuvent plus ou moins compromettre la vie des mécaniciens et des chauffeurs, les chemins de fer ont sur leur santé une mauvaise influence qui augmente avec le nombre d'années de service sur les locomotives.

Cette mauvaise influence se traduit par une diminution notable de la vue, par la perte plus ou moins complète de l'ouïe, par des douleurs rhumatismales, surtout à droite, et enfin par des douleurs sourdes, continues, persistantes, accompagnées d'un sentiment de faiblesse et d'engourdissement ; elles rendent la marche et la station debout très-pénibles, et finissent quelquefois par empêcher tout service sur les locomotives. Ces douleurs se font sentir dans la continuité des os et dans les articulations des membres inférieurs seulement, à droite et à gauche indistinctement ; elles dépendent probablement d'une affection de la moelle épinière qui a pour cause la station debout prolongée et la trépidation incessante des locomotives. C'est à cette affection, particulière à tous les mécaniciens et chauffeurs, que je donne le nom de *maladie des mécaniciens*.

5°. Les infirmités réelles des mécaniciens et des chauffeurs ne sont cependant pas toujours assez prononcées pour que les Compagnies soient absolument forcées de les mettre à la retraite, et qu'elles ne puissent encore utiliser leur bonne volonté et leur expérience, même après vingt années de service sur les locomotives.

6°. Les administrations des chemins de fer, en améliorant leurs machines, en les rendant plus commodes et plus douces, en diminuant la longueur des parcours et la durée du service, en surveillant même l'état hygiénique des mécaniciens et des chauffeurs, peuvent prolonger leur temps de service actif sur les machines.

HYGIÈNE DES MÉCANICIENS ET DES CHAUFFEURS.

En terminant ce travail, je crois devoir donner aux mécaniciens et aux chauffeurs quelques règles d'hygiène qu'ils devront suivre pour conserver leur santé et éviter quelques-unes des maladies qui viennent encore les atteindre. Je parlerai successivement des vêtements, des aliments et des boissons, des habitations et des soins généraux.

VÊTEMENTS.

On a remarqué que les jeunes mécaniciens et chauffeurs, que les jeunes ouvriers employés exceptionnellement sur les machines étaient plus souvent malades que les anciens. Cela tient à deux causes. La première, aux imprudences presque constantes qu'ils commettent en commençant à monter sur les machines. Forts de leur jeunesse et de leur vigueur, guidés surtout par un amour-propre exagéré, ils refusent de prendre les précautions indiquées par l'expérience, et sont atteints de pleurésies, de pneumonies, de diarrhées, etc.

La deuxième cause doit être attribuée à ce qu'ils ne sont pas encore endurcis et capables de résister aux vicissitudes atmosphériques. Par cette raison surtout, ils devraient se couvrir davantage que les anciens mécaniciens; mais ils repoussent les conseils qu'on leur donne jusqu'au jour où la maladie vient les frapper et montrer la justesse des observations qui leur étaient faites.

En été même, il faut éviter les vêtements trop légers et trop ouverts.

En hiver surtout, les mécaniciens et les chauffeurs doivent porter de la laine sur la peau, tels que gilets et ceintures de flanelle, au moins un bon gilet de laine tricotée.

Ils ne doivent jamais ôter ces vêtements, surtout lorsqu'ils sont en transpiration. Sur le gilet, ils mettront une chemise, un gilet à manches fort de velours de coton, doublé de flanelle, et une veste juste, boutonnée à volonté, aussi en velours et également doublée de flanelle.

Cette étoffe de coton dure beaucoup, conserve bien la chaleur intérieure du corps et a l'avantage de ne pas se graisser.

Dans les mauvais temps, ces vêtements seront encore recouverts par un paletot à capuchon, en gros drap, aussi imperméable que possible et doublé intérieurement par du poil de mouton.

Quoique ce vêtement soit indispensable aux chauffeurs, ils pourront cependant le remplacer assez souvent, dans leurs voyages, par une blouse blanche qui les garantira un peu et protégera leurs vêtements contre la poussière du combustible, qui les détériore rapidement.

Les chauffeurs, occupés souvent à charger le combustible, à piquer le feu ou à serrer le frein du tender, prennent plus d'exercice que les mécaniciens. Ils ont donc moins besoin de se couvrir, et doivent d'ailleurs conserver leurs mouvements plus libres.

Le pantalon sera en velours de coton pendant l'hiver, mais le chauffeur devra mettre par-dessus un pantalon de toile bleue qu'on puisse laver souvent; pendant l'été ce pantalon sera en toile bleue.

En hiver, ils porteront des bas de laine, des chaussons de laine et même des galoches ou des sabots pour se préserver les pieds du froid.

En été, la chaleur de la machine et la chaleur solaire rendent très-pénible le séjour prolongé sur les plaques de tôle de la machine : les mécaniciens et les chauffeurs porteront avec avantage des espadrilles en cordes ou en jonc qui les isoleront assez convenablement; ils devront alors arroser souvent leurs plates-formes ou mieux construire un espèce de tremplin en planches porté sur les deux bouts ou sur des ressorts, ce qui les préservera à la fois de la chaleur de la tôle et de la trépidation des machines.

Les vêtements en toile cirée ou en caoutchouc sont en général d'un mauvais usage, par l'effet de la chaleur du foyer ils se détériorent promptement, se coupent facilement et ne préservent plus de la pluie ; un pardessus de bon drap est bien préférable, si on le renouvelle au moins tous les deux ans. Peut-être pourrait-il faire un plus long service si les compagnies voulaient employer l'abri que j'ai proposé d'adapter aux locomotives.

La cravate est, selon moi, indispensable, ils la porteront en laine en hiver, en soie ou en cotonnade en été.

La tête sera couverte en hiver d'un bonnet dit *passe-montagne,* qui est très-utile, surtout dans les grands froids et dans les lignes qui desservent les régions du nord ; cependant on pourra le remplacer par une simple casquette ouatée en bon drap et ayant des oreilles qui peuvent s'abaisser à volonté en cas de froid plus vif ou de pluie. Cette casquette aura une bride en caoutchouc pour la fixer sous le menton.

J'ai vu beaucoup de ces vêtements et voici quelle devrait être, suivant moi, leur durée :

Veste de velours.......	1 an.
Gilet à manches........	1 an.
Pantalon..............	6 mois.
Paletot...............	2 ans.

Les mécaniciens et les chauffeurs se trouveront bien de porter une large ceinture en laine pour soutenir le ventre et maintenir un peu de chaleur.

ALIMENTS.

L'alimentation des mécaniciens et des chauffeurs doit être bonne, pour qu'ils puissent suffire au travail de leur profession et à la déperdition énorme qu'ils subissent en voyage. En général ils comprennent bien cette règle hygiénique, et ils y pourvoient dans la mesure de leurs salaires. On a vu cependant quelques rares exceptions à cette règle. On me citait un mécanicien qui, par avarice, ne vivait que de charcuterie de médiocre qualité ou de pain et de fromage, et qui ne pouvait soutenir sans fatigue extrême le travail opéré par ses camarades avec une grande facilité. Cet homme, ce qui est rare, maigrissait sur les locomotives ; le fait fut signalé à ses chefs, qui le blâmèrent fortement de cette parcimonie étrange, et le menacèrent même de le renvoyer s'il ne changeait pas. Comme il avait assez d'intelligence, il comprit les avis qui lui furent donnés, imita ses camarades et reprit bientôt les forces qui lui manquaient. Un embonpoint remarquable, qui s'est toujours soutenu depuis, démontra l'heureuse influence d'une alimentation convenable.

On en voit plus souvent oublier les règles de la sobriété, qui est cependant le moyen le plus efficace pour conserver l'équilibre des fonctions indispensables au maintien de la santé : l'abus du vin ou des liqueurs alcooliques est un défaut radical dont les mécaniciens et les chauffeurs doivent se défaire du moment où ils mettent le pied sur les locomotives. Les administrations ne sauraient être trop sévères contre de pareils écarts qui compromettent la vie de ces employés, et surtout celle des voyageurs qui se confient à eux et ne peuvent vérifier par eux-mêmes si ceux qui les conduisent jouissent de la plénitude de leurs facultés.

Les aliments doivent être pris en suffisante quantité et choisis surtout dans le règne animal, cependant la chair des poissons n'est pas assez nourrissante pour que je leur recommande d'en faire un usage journalier; les viandes rôties du bœuf, du veau, du mouton et du porc, doivent être préférées.

Les aliments paraissent moins bons sur la machine, il est donc préférable que le repas soit fait avant de commencer le service, alors la digestion en est facile. Si le mécanicien ou le chauffeur veulent prendre un autre repas en le terminant, il est convenable, surtout lorsqu'ils ont fait une longue route, de laisser une demi-heure au moins entre le moment où ils cessent leur travail et le moment où ils prennent des aliments, afin de laisser passer ce mouvement congestionnaire qui est causé par la fatigue et la trépidation de la locomotive.

BOISSONS.

Pour boissons on choisira le vin, la bière, le cidre et même le café ; il faut s'abstenir de toutes les nombreuses boissons, dites de ménage, fabriquées avec des fruits plus ou moins avariés, ou qui généralement ne sont pas assez alcoolisées, ou n'ont pas subi une fermentation suffisante.

Une boisson hygiénique des plus agréables et des moins coûteuses est celle que tout le monde peut préparer instantanément avec deux grammes d'acide sulfurique dans un litre d'eau légèrement sucrée et alcoolisée.

Cette boisson, composée avec un acide minéral, ne pousse pas à la transpiration, comme celles que l'on fait avec des acides végétaux, comme les acides citrique, tartrique, etc.; on peut encore faire usage avec beaucoup d'avantage de la boisson préparée selon la formule de la compagnie d'Orléans.

Infusion de café	1500	grammes.
Eau-de-vie	1000	—
Cassonade.	500	—

Pour 50 litres d'eau.

Il ne suffit pas d'avoir une bonne boisson, il faut encore la tenir fraîche, pour cela on trempe un linge dans l'eau chaude, on le tord et on s'en sert pour envelopper la bouteille, qui est ensuite suspendue en dehors du tender.

L'évaporation rapide produite par l'air et la vitesse du train rend l'eau très-froide, et on ne doit en boire alors qu'en petite quantité.

Je ne saurais trop recommander de ne pas boire trop froid lorsqu'on a très-chaud, comme le font quelques chauffeurs surtout, qui se désaltèrent trop souvent après les tuyaux qui servent, à certaines stations, à remplir les chaudières et le réservoir du tender. L'eau est sans contredit une des meilleures boissons et celle dont on peut user le plus souvent sans inconvénient; mais il faut connaître encore la nature de celle qu'on emploie, car les eaux des réservoirs sont de nature différente : elles sont quelquefois dures et crues, parce qu'elles sont chargées de sels calcaires, et deviennent très-indigestes lorsqu'on les prend en certaines quantités.

HABITATIONS.

Les mécaniciens et les chauffeurs doivent apporter un soin extrême au choix de leur habitation.

Ils devront prendre leur logement dans une maison peu habitée et ordinairement tranquille, dans laquelle il n'existe aucun état bruyant, car ils sont souvent obligés de dormir pendant le jour, et il est nécessaire que leur sommeil réparateur ne soit pas troublé.

Ils choisiront autant que possible l'exposition du midi et éviteront avec le plus grand soin le rez-de-chaussée, qui est humide, quoi qu'on y fasse.

Dans un logement au rez-de-chaussée ils verraient bientôt leurs douleurs rhumatismales augmenter, leurs vêtements n'y sécheraient jamais, et ils seraient obligés de les remettre encore humides lorsqu'ils reprendraient leur service.

Le logement bien ventilé, bien aéré, sera tenu avec la plus grande propreté; le coucher sera soigneusement choisi et convenablement entretenu.

SOINS GÉNÉRAUX.

J'ai indiqué d'une manière assez complète, quoique abrégée, les précautions hygiéniques à apporter dans le choix des vêtements, des aliments, des habitations : je terminerai par quelques conseils à apporter dans les soins généraux.

Si les mécaniciens et les chauffeurs doivent choisir de bons vêtements bien chauds, les changer sans hésiter lorsqu'ils sont usés, ils doivent en avoir soin pendant leur travail, afin d'en tirer tout le profit possible.

Ils devront donc éviter de les laisser en paquet lorsqu'ils sont mouillés; ils les étendront à l'abri de la pluie, mais à l'air libre si cela est possible, et surtout au soleil.

Ils devront éviter de se mettre en voyage à jeun, afin de ne pas manger en route et d'être tout entiers à leurs importantes fonctions.

Lorsqu'ils cesseront leur service et avant de prendre leurs repas ou d'aller se reposer, ils devront se laver soigneusement et largement les mains, la figure, le cou et la partie antérieure de la poitrine.

Lorsque leur service leur en laissera le temps, ils devront au moins chaque quinzaine prendre un bain entier tiède, pour enlever la poussière noire qui s'attache à la peau, en bouche les pores et l'empêche de fonctionner convenablement.

Les bains un peu prolongés auront encore l'avantage de les rafraîchir et de leur procurer un bien-être considérable.

FIN.

LIBRAIRIE DE MALLET-BACHELIER

QUAI DES AUGUSTINS, 55.

BABINET, [illegible] — **Études et Lectures** [illegible] **et leurs applications** [illegible]

Chaque vo[illegible] 2 fr. 50 c.

Le **1er volume** [illegible] extraordinaires de la mer, — les Comètes [illegible] Télégraphie électrique, — L'Astronomie [illegible] descriptive, — la Perspective aérienne [illegible] lunaire, — Voyage dans le ciel. [illegible]

Le **2e volume** [illegible] tables tournantes et les manifestations prétendues [illegible] ouvrière, — La Sibérie et les climats du Nord, [illegible] sur les climats, — sur les Tremblements [illegible] du globe, — Bulletin de l'Astronomie [illegible] 1853 et 1854, — de l'Arrosement du globe [illegible] au point de vue de la Mécanique et de la Physique [illegible] ses progrès futurs.

Le **3e volume** [illegible] pierres précieuses, — des Phares et des [illegible] du globe, — Quillebeuf, — la Méditerranée [illegible] mondes.

Le 1er volume [illegible]

DE LATREILLE [illegible] M. Gustave Le Gray. — **Almanach** [illegible] **pour l'an 1857.** In-18, avec 3 [illegible] 50 c.

DELAISTRE [illegible] — **Cours complet de Dessin linéaire** [illegible], contenant la Géométrie pratique, élémentaire [illegible] l'Arpentage, la Levée des Plans et le Nivellement, le [illegible] des Notions sur l'Architecture; le Dessin [illegible] la Perspective linéaire et aérienne; le Tracé des ombres [illegible] parties, composées de 60 planches [illegible] colonnes, tirées sur jésus. (Ouvrage donné en prix [illegible] encouragement pour l'industrie nationale aux contre-maîtres [illegible] industriels.)

Prix de l'ouvrage [illegible] 18 fr.

Cartonné [illegible] 19 fr. 50 c.

MM. les professeurs [illegible] se procurer les planches séparément sans le texte [illegible] planche. 25 c.

ÉBELMEN, ingénieur [illegible] impérial des mines, professeur de docimasie [illegible] administrateur de la Manufacture impériale [illegible] — **Recueil des Travaux scientifiques** [illegible] chimiste à la Manufacture impériale [illegible] M. ÉBELMEN, par M. CHEVREUL, [illegible] — **Chimie.** — 2e *partie*, **Céramique.** [illegible] *partie*, **Métallurgie.** 2 forts volumes in-8 [illegible] dans le texte. 1855. Prix. 15 fr.

PARIS. — IMPRIMERIE [illegible] MALLET-BACHELIER, RUE DU JARDINET, 12.

www.ingramcontent.com/pod-product-compliance
Ingram Content Group UK Ltd.
Pitfield, Milton Keynes, MK11 3LW, UK
UKHW020109200726
13856UKWH00002B/448